LES

MÉTHODES ANTISEPTIQUES
DE PANSEMENT

EN TEMPS DE PAIX ET EN TEMPS DE GUERRE

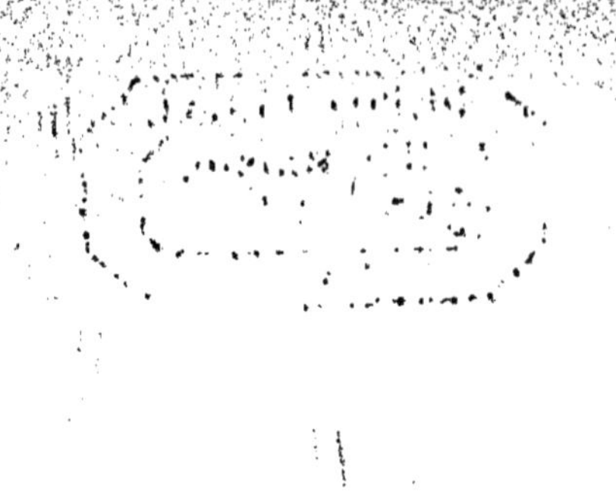

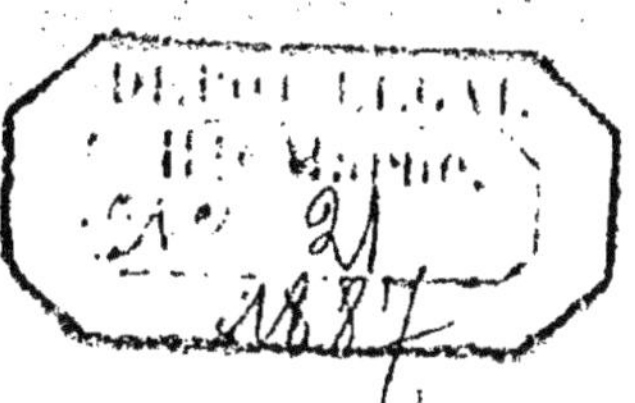

LES MÉTHODES ANTISEPTIQUES DE PANSEMENT EN TEMPS DE PAIX ET EN TEMPS DE GUERRE

PAR

le Dr JEAN HABART

Médecin régimentaire de la garde royale hongroise.

Traduit de l'allemand
avec l'autorisation de l'auteur et annoté par

le Dr FRÉDÉRIC WEISS

Lauréat de la Faculté de médecine de Nancy,
Médecin aide-major de 2e cl. de la réserve.

PARIS
G. STEINHEIL, ÉDITEUR
2, RUE CASIMIR-DELAVIGNE, 2
1887

IMPRIMERIE G. SAINT-AUBIN

12, Rue de Bar, 12
SAINT-DIZIER.

30, Passage Verdeau, 30
PARIS.

LES MÉTHODES ANTISEPTIQUES DE PANSEMENT EN TEMPS DE PAIX ET EN TEMPS DE GUERRE

PROLÉGOMÈNES

Personne aujourd'hui n'ignore comment ont pris naissance les différentes théories de la fermentation et de la putréfaction. Il sera donc inutile de nous étendre longuement sur ce sujet. Nous relaterons en quelques mots seulement les expériences fondamentales et les résultats acquis.

C'est Lavoisier qui inaugura les recherches sur les procédés de fermentation dans la nature. Gay-Lussac le suivit dans cette voie et arriva aux conclusions suivantes :

1. L'oxygène est indispensable pour qu'il y ait production de fermentation.

2. Le mélange de l'oxygène avec certain principe du corps fermentescible donne naissance au ferment, qui, dès lors, peut manifester ses effets, sans qu'il soit besoin d'une nouvelle quantité de gaz.

De là à considérer l'oxygène comme l'agent créateur des processus de putréfaction et de fermentation, il n'y avait qu'un pas. La *théorie de l'oxydation* était née.

En 1837, apparurent à l'horizon les premières lueurs de la *théorie des germes*. Caignard-Latour constate dans les fermentations la présence d'innombrables corpuscules de forme sphérique et de nature végétale, qui se multiplient tantôt par bourgeonnement, tantôt par sporose, et constituent une sorte de sédiment lequel n'est autre chose que le ferment lui-même.

Schwann prouva que ces corpuscules étaient les provocateurs mêmes de la fermentation. Il exposa des infusions de viande et de fruits à de l'air surchauffé, et arriva à les conserver pendant six semaines à l'abri de toute putréfaction et sans production ni de champignons ni d'infusoires. Aussi supposa-t-il l'existence, en dehors des parties constituantes gazeuses de l'air, d'un élément, agent de fermentation extérieur, d'un *germe*, auquel il rapporta en même temps qu'à la multiplication des organismes présents dans les liquides fermentés, la cause de toute putréfaction et de toute fermentation — *théorie des germes*. —

Helmholz (1843) confirma les essais de Schwann et constata, en outre, que l'oxygène à l'état naissant, par conséquent, à son maximum de puissance, était incapable de produire la fermentation.

La *théorie de l'érémacausie* (Liebig) qui fait dériver la putréfaction de la scission et des changements de groupement des molécules organiques, (1) et celle de la *génération spontanée* (Pouchet), que leurs partisans veulent opposer à la théorie des germes, s'ébranlent et tombent enfin devant les travaux et la doctrine de Pasteur, qui démontrent d'une façon péremptoire la présence dans l'atmosphère de spores de champignons, dont l'air chaud entrave le développement. Ce dernier trouve encore des obstacles dans la préservation des levains de l'accès de l'air et des poussières atmosphériques.

Pasteur donna le dernier coup à la théorie de Pouchet en prouvant que, pour donner naissance à des mucédinées et des bactéries, il n'avait nullement besoin d'avoir recours à un bouillon albumineux, mais que celui-ci pouvait très bien être composé de sels cristallins, et constituer, par conséquent,

(1) « La putréfaction a lieu là où il n'y a pas d'oxygène. Celle des composés organiques consiste dans la combustion de plusieurs de leurs éléments à l'aide de leur oxygène propre. Si ce travail ne donne pas naissance à des produits fétides, il y a fermentation. Le ferment n'est autre chose qu'un corps en voie de décomposition. » (Liebig)

un terrain où il était impossible de faire entrer en ligne de compte la combinaison de ces organismes avec des matières albuminoïdes.

En 1870, Tyndall, dans une chambre obscure, fit passer un rayon de lumière condensée à travers un vase net de toute poussière, sans que ce rayon devînt visible. En effet, nous ne percevons la lumière que par l'intermédiaire des atomes de poussière en suspension dans l'atmosphère. Le même résultat, c'est-à-dire l'interruption dans le rayon lumineux, s'obtient avec de l'air échauffé : une preuve que toutes les particules suspendues dans l'air sont de nature organique et se trouvent détruites par la chaleur.

Tyndall montra que l'addition de poussières ordinaires à des liquides fermentescibles provoquait immédiatement leur décomposition ; qu'au contraire les *infusa* étaient de conservation facile, lorsqu'ils étaient exposés à un air privé de poussières.

Lister (1873) répéta les expériences de

Pasteur. Les recherches qu'il entreprit le conduisirent à la mise en pratique de la méthode qui porte son nom.

Dès ce moment, la méthode antiseptique était créée. Nous allons étudier ses applications à la chirurgie, et spécialement à la chirurgie de guerre.

CHIRURGIE ANTISEPTIQUE

La chirurgie antiseptique a ses racines dans la théorie des germes putrides (Pasteur, Lemaire, Lister), par ce motif même qu'elle cherche à annihiler leurs effets. Toutes les méthodes de pansement qui restreignent plus ou moins le développement et l'action décomposante des micro-organismes (bactéries) sont des méthodes antiseptiques. Toutes, et elles sont nombreuses aujourd'hui, ont pour but de détruire l'agent producteur de la putréfaction aussi bien au dehors de la plaie que dans la plaie elle-même. Toutes enfin tendent à opposer des obstacles à la végétation et à l'action catalytique des bactéries.

Ces résultats peuvent être obtenus de diverses façons.

1° Par l'emploi de moyens chimiques, on détruit les micro-organismes, on entrave leur multiplication et l'on rend les secrétions de la plaie elles-mêmes impropres à leur développement (*antiseptiques*).

2° On débarrasse la plaie de ses sécrétions en ouvrant à celles-ci des voies d'écoulement : on leur évite ainsi toute possibilité de décomposition putride (*drainage*).

3° Il en est de même lorsqu'on pratique un lavage continu de la plaie avec des liquides antiseptiques (*irrigation et bains*).

4° En même temps que se produit la concentration des sécrétions de la plaie de par l'évaporation de leurs parties liquides, il survient aussi un arrêt dans la végétation des bactéries. En outre, les propriétés fermentatives de ces dernières sont, suivant Pasteur, amoindries sous l'influence de l'oxygène (*pansement ouvert*).

5° En éloignant toute cause de décomposition, et grâce à un repos complet et un affrontement exact des bords de la solution de continuité, on obtient la réunion par première intention. On empêche également le développement des bactéries dans la mince couche d'exsudat intermédiaire aux lèvres de la plaie (chirurgie aseptique).

6° La combinaison des paragraphes 4 et 5 donne lieu à la *cicatrisation sous-crustacée.*

En somme, toutes ces méthodes, isolées ou combinées les unes aux autres, conduiront le chirurgien au but qu'il veut atteindre.

AGENTS ANTISEPTIQUES

L'*alun* servait fréquemment à panser les plaies fongueuses et à arrêter les hémorrhagies.

L'*alcool* donne, selon Hack, des bourgeons charnus dont les propriétés de résorption sont médiocres ; il contracte les tissus et favorise la coagulation du sang ; de là, à l'employer comme hémostatique, il n'y avait qu'un pas. Déjà du temps d'Heister, l'alcool était le liquide vulnéraire favori ; plus récemment, il fut prôné comme désinfectant et antiseptique, à côté du phénol, du thymol, du salicol. Nélaton, Guérin et Guyon attribuent une importance spéciale au pansement à l'alcool et recommandent celui à 90°.

Hutchinson lave les plaies à l'alcool pur, y introduit des tubes de drainage, et panse avec des compresses trempées dans un mélange d'alcool et d'eau blanche qui sont humectées d'une façon constante.

W. Cheyne dit avoir obtenu souvent la cicatrisation par première intention et l'asepsie de la plaie grâce à ce pansement, qui cependant est douloureux, retarde la guérison et en raison de la volatilité de l'alcool, nécessite l'imbibition fréquente des linges.

Le *benjoin* et *l'acide benzoïque* constituent les éléments actifs de l'ancien *balsamum traumaticum*. Adams considère la teinture de benjoin comme un puissant antiseptique et Buchholz, à la suite de ses expériences, posa en fait l'action antiseptique énergique de l'acide benzoïque.

Suivant Kraske, Volkmann employa pour ses pansements de la ouate benzoïque à 4 à 10 % et de la jute benzoïque à 5 %. Dans les traumatismes graves, le pansement se montra insuffisant et peu sûr.

La teinture de benjoin servit tantôt pour l'imbibition de lint et de compresses, tantôt pour le spray, mais mélangée dans ce dernier cas avec quatre parties d'alcool méthylique.

L'*acide borique*, de dissolution difficile $\left(\frac{1}{80}\right)$ dans l'eau froide, est cependant d'un emploi commode par sa solubilité dans l'eau bouillante et l'alcool. On trempe dans la solution chaude les objets de pansement, qui peuvent être utilisés immédiatement après la dessiccation. C'est de cette manière que dès 1873, Lister prépara son lint boriqué, un agent antiseptique énergique, n'occasionnant jamais d'irritation et pouvant servir aussi bien à l'état humide qu'à l'état sec. Grâce à Lister, l'acide borique jouit d'une grande réputation et fut employé sur une vaste échelle. Mais bientôt l'on s'aperçut que son pouvoir antiseptique était trop faible pour le lavage des plaies ; plusieurs chirurgiens prétendent même avoir observé des intoxications s'étant terminées par la mort dans des cas où de vastes surfaces suppurantes avaient été nettoyées d'une façon très-énergique.

La pommade boriquée de Lister,

Acide borique	1 p.		Ac. borique	3 p.
Cire	1 p.		Vaseline	5 p.
Paraffine	2 p.	ou	Paraffine	10 p.
Huile d'am. douces	2 p.			

remplace souvent avec avantage le silk protective lors de difficultés dans l'application minutieuse du pansement antiseptique ou encore dans les opérations autoplastiques.

Le chloral rend contre les processus putrides les mêmes services que l'alcool. En solution à 4 o/o, il est prôné pour le lavage des plaies ; on en fait une pommade à 6-12 o/o ; au centième, il est employé pour les bains continus. Korn le recommande pour la cautérisation des plaies diphtéritiques à la dose de 15 à 30 grs. pour 200 de glycérine.

Le chlorure de chaux étendu d'eau sert au nettoyage des plaies, des éponges et des objets de pansement. Connu depuis longtemps comme un excellent désinfectant, il doit ses propriétés au chlore qu'il dégage.

L'acide phénique est un produit de distillation du goudron de houille. Il se présente sous l'aspect d'aiguilles brillantes, incolores : il est volatil, d'une saveur caustique, et soluble dans quinze fois son poids d'eau. Découvert en 1834, il servit d'abord à des essais de conservation ; puis, à partir de 1859, utilisé de temps à autre pour le pansement des plaies, il fut employé, en 1860, par Jules Lemaire, dans ce même but, mais mélangé à la teinture de quillaya. C'est Lemaire qui reconnut que l'acide phénique en solution aqueuse ou alcoolique entravait la putréfaction. Déclat (1865) revendique la priorité quant à l'emploi de cet acide par application de la théorie des germes.

C'est en mars 1865 que Lister commença ses expériences avec l'acide phénique qui, à partir de ce moment, servit à la fabrication d'ouate phéniquée et au lavage des plaies. La gaze phéniquée, préparée *secundum artem*, vit le jour en 1871 ; son apparition fut suivie à bref délai de celle d'ouate, de jute et de vaseline également phéniquées. Depuis lors, l'acide phénique se maintient à l'horizon de la chirurgie sous les formes de pansement les plus variées.

C'est lui qu'on emploie le plus fréquemment. Une solution de 1/200 suffit pour entraver le développement des organismes inférieurs dans les infusions végétales ; mais lorsqu'il s'agit de matières albuminoïdes, il est nécessaire d'augmenter le degré de la solution. Donc, dans le pansement des plaies, pour obtenir l'effet désiré, il faut se servir de liquides plus concentrés. Cet agent favorise la formation des bourgeons charnus ; malheureusement, comme ceux-ci possèdent une forte puissance de résorption, il arrive que dans des cas défavorables, les produits septiques parviennent facilement dans le courant circulatoire. D'autre part, on a constaté des intoxications à la suite d'abstersions de parois d'abcès et de cavités purulentes. (1) Outre l'eczéma fréquemment observé consécutivement à l'emploi de l'acide phénique, il survient quelquefois du *carbolisme*.

D'après de Nussbaum, il existe un empoisonnement phénique léger, dans lequel les urines prennent une coloration verdâtre, où surviennent des désordres du côté de l'estomac et où l'activité cardio-pulmonaire s'affaiblit. Dans des cas plus graves, on constate une anorexie absolue, de la salivation spumeuse, des bourdonnements d'oreilles, de l'apathie ; l'urine devient d'un vert noirâtre, et le danger ne peut être conjuré que par l'excitation de la sécrétion cutanée et la suppression de toute préparation phéniquée. Si dans cette intoxication il apparaît des sueurs froides, visqueuses ;

(1) Consulter à ce sujet, F. Brun. *Des accidents imputables à l'emploi chirurgical des antiseptiques*. G. Steinheil, éditeur.

le pouls devient-il filiforme et d'une fréquence extrême, la respiration s'embarrasse-t-elle, il faut compter sur une mort prochaine. C'est alors que le camphre en injections, le sulfate de soude et l'atropine, unis au vin et au bouillon, rendent de signalés services.

Parfois, à la suite d'un usage prolongé de préparations phéniquées, les effets de l'acide carbolique s'accumulent et mènent au marasme phénique. Ce sont, d'ailleurs, de malheureux cas de ce genre qui firent que l'on chercha des succédanés à ce corps.

Le chlorure de zinc, employé depuis 1866 pour le pansement des plaies, possède la propriété remarquable de rendre aseptiques les plaies déjà infectées. Une solution de cette substance à 8 °/₀ est bien plus puissante qu'une solution d'acide phénique à 5 °/₀. L'eschare produite par son application empêche toute résorption, entrave les hémorrhagies parenchymateuses et sert de bouclier contre une nouvelle infection. Bardeleben imprégna de la ouate et de la charpie de chlorure de zinc au dizième et obtint ainsi des préparations qui après plusieurs mois, n'avaient rien perdu encore de leurs propriétés.

Selon Kocher, des solutions faibles de chlorure zincique (o. 2 o/o) suffisent pour assurer une marche aseptique aux plaies ; et quant à lui, il met le pansement au chlorure de zinc au même niveau que le pansement de Lister.

Le chirurgien anglais se sert, du reste, pour la désinfection des trajets fistuleux et des ulcères fongueux d'une solution de chlorure de zinc à 8 o/o, et cela afin d'empêcher tout processus de décomposition dans la plaie elle-même.

Cheyne rejette le chlorure de zinc, même à doses faibles, pour les plaies de la face, parce qu'il met obstacle à la réunion par première intention.

En somme, le grand reproche qu'on adresse à cet antiseptique, c'est son action irritante, douloureuse et caustique, action qui provoque la désagrégation même des objets de pansement de conservation ancienne.

L'acide chromique, reconnu comme l'antiseptique par excellence, était d'admission difficile en chirurgie en raison de sa toxicité. Lister l'emploie pour la préparation du catgut, auquel il donnerait une plus grande résistance.

L'acétate d'alumine est un liquide gélatineux qui, étendu d'eau, a été vanté par Burow, Billroth et d'autres, pour ses propriétés désinfectantes. Il est préféré à tous les autres antiseptiques par P. Bruns qui l'emploie en irrigations continues dans les proportions de 1 à $1\frac{1}{2}$ o/o. Un pansement qui fut d'un usage très répandu, à cause de son bon marché et de la sûreté de ses effets aseptiques, est celui de Maas : gaze et compresses trempées dans des solutions d'acétate d'alumine l'une à 5 ou 10 o/o, les autres à 1/20 ou 1/10, et bien exprimées en sortant de là. Cet agent ne convient pas pour l'irrigation continue : en effet, les bourgeons se recouvrent de petites croûtes, et il se forme dans les tubes de drainage des dépôts qui provoquent des arrêts dans l'écoulement des liquides de la plaie.

L'huile essentielle d'eucalyptus fut recommandée par W. Schulz, en 1880, comme succédané de l'acide phénique, auquel elle serait supérieure de par son énergie antiseptique, son odeur agréable et sa non toxicité. Elle se combine en toutes proportions aux graisses, aux huiles et à la paraffine ; de là : emploi de lint imprégné d'un mélange d'1 p. d'essence pour 10 p. d'huile d'olive, et de gaze préparée avec parties égales d'essence et de paraffine. Une solution alcoolique de la même substance sert pour le spray.

Depuis 1881, Lister utilise ce mode de pansement dans les cas d'intoxication par l'acide phénique, et fait usage de gaze apprêtée avec

Huile d'Eucalyptus......	1	partie
Résine de Dammara.....	2	d°
Paraffine...............	3	d°

On prépare également une pommade à 1/4 qui sert, de même que les pommades boriquées et salicylées, pour le pansement des brûlures.

Cheyne cependant prétend avoir observé des colonies de bactéries sous des pansements à l'essence d'eucalyptus.

Le tannin, employé en poudre, favorise la cicatrisation sous-crustacée, notamment lorsqu'il est combiné au pansement ouaté ; il protège contre les hémorrhagies et est relativement bon marché.

C'est Demarquay qui préconisa la *glycérine* comme agent antiseptique. Celle-ci a la propriété de déshydrater les tissus, d'entraver la pyopoèse et d'exciter le travail cicatrisant dans les plaies. Elle est employée fréquemment, soit seule, soit mélangée à l'acide phénique (Billroth, de Mosetig).

L'iode a joui de tout temps d'une grande réputation ; on en fit usage tantôt sous forme de teinture (badigeonnages des plaies par Velpeau, en 1859), d'eau iodée, de teinture iodotannique, tantôt sous forme de poudre pour saupoudrer les objets de pansement.

Plus récemment, en Amérique, on appliquait directement sur la plaie du lint trempé dans une solution de :

Iode	2	p.
Iodure de potassium . .	3	»
Eau	48	»

L'iodoforme est un composé analogue au chloroforme. Il cristallise en paillettes brillantes, d'un jaune citron, il est insoluble dans l'eau, peu soluble dans l'alcool, soluble dans l'éther. Il a une odeur très pénétrante qui peut être dissimulée en partie par son mélange avec la fève de Tonka, le café, la coumarine et les huiles éthérées. Il renferme 96 parties d'iode, et est employé depuis longtemps à l'intérieur, soit en gynécologie, soit dans le traitement de la syphilis. Binz ainsi que Moleschott lui ont prédit un grand avenir.

Depuis 1880, époque où de Mosetig-Moorhof l'a introduite dans la thérapeutique et mise au premier rang, cette substance eut à soutenir maintes attaques. Malgré ces assauts, elle n'en garde pas moins sa place tant dans la clinique hospitalière que dans la clientèle privée.

En renvoyant le lecteur aux nombreux ouvrages qui ont été écrits sur l'iodoforme, je me contente de donner ici l'opinion du professeur Albert sur ce médicament : « De par ma propre expérience, je suis « d'une tranquillité complète ; nous avons appris à « manier l'iodoforme avec les mêmes précautions que

« nous prenons pour le chloroforme, la morphine, ou « toute autre substance énergique. Nous avons de « plus ce grand avantage d'employer l'iodoforme non « sous la forme d'empasme mais sous celle de gaze « iodoformée. » Maydl, de Mosetig, de Fillenbaum, dans leurs rapports datés du théâtre de la guerre serbo-bulgare, constatent que l'iodoforme est sorti victorieux de l'épreuve du feu.

Pour les premières couches du pansement, on fait usage de l'iodoforme pulvérisé où de gaze iodoformée : la glycérine (10 à 20 o/o) et le collodion (1/10) iodoformés servent, l'une ponr les injections dans les abcès froids, l'autre pour le pansement des plaies de petites dimensions. On a préparé aussi des crayons d'iodoforme suivant la formule

Iodoforme		20 p.
Gomme arabique	aā. .	2 p.
Glycérine. . .		
Amidon . . .		

destinés à être introduits dans les canaux fistuleux ; une pommade à 20 à 50 o/o et enfin un emplâtre composé d'iodoforme, de glycérine et de gomme arabique.

En Belgique, *le genévrier* est utilisé tantôt sous forme d'eau-de-vie de genévrier pour le pansement antiseptique des plaies, tantôt sous forme d'huile

(Kocher) pour l'apprêt du catgut. Le catgut du commerce est trempé pendant vingt-quatre heures dans cette huile ; au bout de ce temps, on le renferme dans des flacons remplis d'alcool à 95°.

Le café en poudre aurait, d'après Oppler qui a fait des expériences avec de l'urine, du sang, de la viande, de la gélatine, etc., des propriétés à la fois antiputrides et désodorisantes que n'ont isolément ni la caféone, ni la caféine. La poudre de café forme avec les sécrétions de la plaie une croûte qui laisse à ces dernières une issue partielle : toute rétention de liquides est donc ainsi évitée. En outre, cette même croûte protège la plaie contre l'immigration des micro-organismes. Ces qualités réunies rendent l'emploi de cet antiseptique très recommandable sur le champ de bataille.

Les heureux effets du café torréfié dans la stomatodysodie, les diarrhées et la dysenterie sont, du reste, connus de vieille date.

Le chirurgien militaire, Dr Strejcek, se sert depuis fort longtemps d'un mélange de poudres de café et d'iodoforme, où l'odeur désagréable de ce dernier est complètement masquée.

Le permanganate de potasse est un bon désinfectant ; il est propre surtout, dans le traitement des plaies gangréneuses et d'odeur infecte, à l'immersion des pièces de pansement, à l'irrigation des surfaces et à la désinfection des mains, des éponges et des instruments.

Le camphre, dit Zorn (1714), est un redoutable adversaire de la putréfaction ; dès les temps les plus reculés, il fut employé pour le pansement des plaies. Guérin complète son pansement ouaté en le saupoudrant de camphre.

En 1863, Nélaton vante l'alcool camphré comme un précieux vulnéraire.

Barbocci (1883) recommande comme un excellent antiseptique un mélange de charbon animal et de camphre pulvérisés.

Quant à Bortée (1878) il place au même rang les compresses imbibées d'alcool camphré et les compresses trempées dans l'acide phénique.

Grâce au camphre, les plaies gangréneuses se débarrassent des tissus mortifiés, laissant à nu de magnifiques bourgeons charnus.

On fit quelques essais avec *le cachou* en poudre. Le *chlorure de sodium* fut employé en solutions concentrées pour le lavage des plaies et les opérations d'empyème.

La poudre de charbon, en renom depuis nombre

d'années, donna des succès, soit seule, soit unie à des matières résineuses, dans le traitement des ulcères putrides. Dans les ambulances surtout, elle a de tout temps été employée comme désinfectant contre la pourriture d'hôpital.

Il est généralement admis que le charbon de bois récent (braise) est un agent antiputride énergique et absorbe d'une façon remarquable les gaz provenant de la putréfaction.

La naphthaline, qui est un produit du goudron de houille, se présente sous l'apparence de cristaux incolores, d'une saveur brûlante. Elle est insoluble dans l'eau, soluble dans l'alcool, l'éther et les huiles grasses.

Ce sont les expériences de Fischer (clinique de Strasbourg, 1881) qui la mirent au rang des antiseptiques. Fischer établit nettement ses propriétés antiparasitaires et bactéricides, et l'employa, dès lors, pour le pansement des plaies, soit en applications directes sous forme de poudre, ainsi que pour l'iodoforme, soit en solution alcoolique ou éthérée pour l'imbibition de gaze, jute, etc. Toujours son emploi eut pour résultat d'écarter tout danger d'intoxication d'abord, et spécialement de produire la cicatrisation sous-crustacée de la solution de continuité.

Si l'on en croit d'autres expérimentateurs, la naphthaline donnerait naissance à de la rétention des liquides, en formant une espèce de pâte par son mélange avec les secrétions de la plaie ; en outre, elle serait une source d'irritation pour cette dernière et les parties avoisinantes et incommoderait le blessé par son odeur de goudron.

Morelli en est partisan, parce que, dit-il, elle est un excellent antiseptique, et qu'elle possède tous les avantages de l'iodoforme sans en avoir la toxicité.

Le baume du Pérou, en applications directes sur la plaie était, à l'époque des Heister et des Zorn, en grande estime, de concert avec le *pétrole* qu'on utilisait pour la désinfection.

La résorcine a des propriétés antifébriles et antiputrides (1) ; administrée à l'intérieur à forte dose, elle est toxique ; mais, en solutions à 1/2, 1 1/2, jusque 5 °/₀, d'une efficacité remarquable dans les affections de la vessie. En dissolution dans l'alcool, la résorcine sert à la préparation de gaze et d'ouate antiseptiques ; incorporée à la vaseline, elle forme une pommade fréquemment employée.

L'acide salicylique appartient au groupe des antiseptiques les plus sûrs et les plus éprouvés. C'est à

(1) Consulter H. Callias. *Étude clinique sur la Résorcine*, G. Steinheil, éditeur.

Tiersch, qui le recommande spécialement aux chirurgiens, qu'est dûe la fabrication d'ouate salicylée à 3 °/o et à 10 °/o, suivie de celle de gaze, de jute, de chanvre à même base antiseptique. Le même agent sert pour les pulvérisations, les irrigations et la désinfection des mains de l'opérateur. Malheureusement l'évaporation de l'alcool nécessaire à la dissolution de l'acide rend bientôt inertes en partie les pièces à pansement.

L'acide salicylique étant peu soluble dans l'eau (1/300), Neudœrfer en fit usage à l'état de poudre et en obtint des résultats vraiment étonnants. Sous cette forme, il entrave rarement la réunion par première intention, et ne cautérise pas les tissus. En somme, il se manifeste comme un antiseptique excellent et d'action très-durable. La cicatrisation sous-crustacée est grandement favorisée par lui : aussi le pansement salicylique est-il inappréciable, comme pansement rare, dans la chirurgie de guerre.

Personne n'ignore que Lister se sert d'une pommade composée de :

Acide salicylique..........	1 p.
Cire blanche.............	6 p.
Paraffine................	12 p.
Huile d'amandes douces....	12 p.

ainsi que d'un mélange au dizième de cet acide avec la glycérine, pour le badigeonnage des bords de la plaie, qu'il protège ainsi contre l'irritation causée par les préparations phéniquées et les sécrétions de la plaie elles-mêmes.

En revanche, non-seulement on se plaint du peu de fixité du médicament pour l'apprêt des objets de pansement, mais on lui reproche encore d'être d'une application douloureuse, de provoquer, par la formation d'une sorte de pâte, la rétention des liquides et toutes ses conséquences. L'on cite même des exemples d'empoisonnement avec dénoûment fatal, dans les cas où les surfaces d'absorption étaient d'une certaine étendue.

L'acide sulfureux passe pour un antiseptique d'une supériorité incontestable ; il tue d'une façon sûre tous les germes d'infection, sans pour cela être irritant ni toxique. Une bonne mixture pour pansements serait, d'après Cheyne, un mélange de cet acide avec parties égales d'eau ou de glycérine.

Munnich se sert pour la préparation de la gaze et la désinfection des plaies d'une solution de *sulfure de sodium* à 1/9 avec addition de 1/2 partie de glycérine.

C'est très fréquemment que furent employés pour la désinfection les sulfures et les hyposulfites alcalins.

L'eau vulnéraire de Thédénius n'est autre chose qu'une partie (en poids) d'acide sulfureux étendu, trois parties d'esprit-de-vin, six parties de vinaigre et deux de mélasse. On en fit usage jadis comme antiputride dans le pansement des blessures par armes à feu.

Grâce à ses propriétés cicatrisantes, *l'onguent styrax* a joui de tout temps d'un crédit considérable. *La styrone*, un corps cristallisable extrait du styrax, détruirait les bactéries en solution de 1 1/2 0/0 ; des compresses de tarlatane trempées dans une solution au centième assureraient aux plaies une marche absolument aseptique.

Le sublimé corrosif servait depuis longtemps à l'embaumement des cadavres. Quoique son action antiseptique énergique eût été prônée par Billroth et Buchholz, on ne tint d'abord aucun compte de ces recommandations en raison de sa grande toxicité. Cependant, lorsque les recherches de R. Koch établirent (1881) que le sublimé, en solution de 1/1000, était capable de détruire, après une seule application, les germes infectieux même les plus résistants (spores de la pustule maligne), que des solutions plus faibles encore entravaient le développement des organismes inférieurs, ce sel trouva enfin accès dans la pratique chirurgicale.

Pour Bergmann et Schede, qui emploient une solution forte de 1/500, des solutions faibles de 1/1000 à 1/5000, il devint un succédané de l'acide phénique. Ils se servent, pour l'apprêt des pièces à pansement d'un mélange de :

Sublimé corrosif....	10 parties
Glycérine...........	500 —
Alcool..............	1000 —
Eau.................	1500 —

dans lequel on trempe *soixante mètres* de gaze ; ils préparent le catgut et la soie avec des solutions de sublimé également, mais conservent l'acide phénique pour la pulvérisation et la désinfection des instruments.

Le bichlorure de mercure, si soluble dans n'importe quel véhicule, est d'un prix peu élevé et surpasse tous les antiseptiques connus jusqu'à ce jour par ses propriétés bactéricides. Il a sur l'acide phénique les avantages suivants : action moins irritante, absence de coloration et d'odeur, force désodorisante plus considérable et degré moindre de volatilité. Tandis que des solutions phéniquées à *5* o/o ne suppriment qu'au bout de quarante-huit heures, des solutions à 3 o/o qu'au bout de huit jours, la faculté germinative des spores de la pustule maligne, le sublimé produit, en solution à 1/20.000, les mêmes résultats au bout d'une dizaine de minutes. En outre, avec des solutions de sel mercurique de 1/330.000, à 1/ 600.000, la multiplication des mêmes bacilles est non seulement entravée, mais arrêtée complétement, alors que pour l'acide phénique les même effets ne se font sentir qu'au titre de 1/850 à

1/1250. Ces chiffres ne plaident-ils pas, eux aussi, la cause du sublimé ?

Toutefois, le chlorure mercurique et l'acide phénique, étant tous deux des poisons, doivent être maniés tous deux avec mesure et précaution. L'avenir nous apprendra lequel des deux demeurera vainqueur sur le terrain de la chirurgie antiseptique.

Le sublimé aurait l'inconvénient de se combiner avec les matières albuminoïdes sécrétées par la plaie et perdrait ainsi de sa puissance désinfectante. Si le fait était vrai, la réputation de ce sel serait gravement atteinte : il ne serait plus qu'un antiseptique médiocre. Des expériences de Mikulicz, qni contrôla les recherches antérieures, il résulte :

1° qu'une solution au millième de sublimé empêche le développement de l'odeur putride et la multiplication des micro-organismes, en ce sens que les bactéries de la putréfaction ne se montrent plus tard que dans les terrains non préservés ;

2° que son action est moins énergique sur le genre *coccus*, dont la production n'est entravée que par un degré de concentration plus élevé de la solution, soit 1/500.

En comparant les effets du sel de mercure avec ceux de l'acide phénique — les essais furent faits avec un mélange de sang de bœuf et d'eau — on trouva que l'acide phénique à 1/500 enraye d'une façon manifeste, qu'à 1/200 il supprime toute production d'odeur de putréfaction et tout développement de bactéries. En présence de matières albuminoïdes, l'acide phénique, en concentration double, a une puissance antiputride aussi considérable que le sublimé, qui l'emporte sur lui seulement (500 à 1000 fois) lorsque ces substances font défaut. Il est donc évident que l'action antiseptique du sublimé (1/1000 à 1/2000) sera d'autant moins énergique que le travail de sécrétion de la plaie sera plus marqué et que ces sécrétions seront plus riches en matières organiques : cela aura lieu surtout pour les plaies récentes, durant l'opération. Les solutions phéniquées, au contraire, (2 à 5 o/o) conserveront intactes leurs propriétés antiseptiques même dans ces circonstances-là.

Pour aller au-devant de l'inégalité des effets du sel de mercure, on fut amené à imprégner les pièces à pansement avec des solutions très concentrées. Ce procédé mit une nouvelle ombre dans le tableau par la découverte d'exemples d'intoxication, caractérisée par de la stomatite, de la salivation, des vomissements, des diarrhées sanguinolentes, de l'albuminurie et du délire, accidents qui amenèrent fréquemment la mort. Les cas d'empoisonnement les plus nombreux sont dus à la pratique gynécologique, où les injections de sublimé sont employées sur une large échelle.

Quant aux empoisonnements chroniques, ils se manifestent par du catarrhe du tube digestif, une irritabilité nerveuse généralisée, de la faiblesse musculaire, du tremblement des membres; ils atteignent souvent les médecins et les sages-femmes. La manipulation prolongée du sel détermine une éruption eczémateuse, une coloration grise des ongles et une douleur cuisante dans les parties qui se trouvent en contact avec lui.

D'après Mikulicz et Bruns, le sublimé ne possède pas d'action spéciale contre l'érysipèle traumatique.

Les uns, de Fillenbaum par exemple, prétendent que l'évaporation, due à une conservation trop prolongée, diminuent considérablement la valeur antiseptique des objets de pansement; d'autres, tels que Kratschmer, affirment avoir trouvé dans la gaze de Bergmann des traces de sublimé trois mois encore après sa préparation. Cette dernière assertion est corroborée par Lazarski et Mikulicz. Enfin suivant l'opinion de Fürst, le sublimé corrosif se décomposerait dans les solutions aqueuses, surtout lorsque l'eau est riche en matières organiques; le même résultat se produirait sous l'influence de la lumière et du contact avec les graisses, le sucre, les résines, etc., etc.

Pour ce qui a trait à la prophylaxie antiseptique,

c'est-à-dire pour les préparatifs des opérations, il faut, d'après Mikulicz, préférer le sublimé à l'acide phénique. Et en effet, rien n'étant à redouter de la part des matières albuminoïdes dans la désinfection du terrain opératoire, des mains des chirurgiens, des éponges, des drains, des fils à sutures et à ligatures, le sel de mercure peut développer là toute sa puissance antiseptique.

Goudron. Vers 1865, en France, les poudres désinfectantes composées de craie, de plâtre, de charbon et de goudron de houille, jouèrent un rôle assez important en chirurgie. Lemaire, à cette époque, prépara, à l'aide de la teinture de quillaya, une mixture — *coaltar saponiné* — qui, étendue d'eau, servait à imbiber la charpie du pansement, et à laquelle l'inventeur attribua une action antifermentative considérable.

Les Américains employèrent les effilures des cordages de rebut de leurs navires.

Plus récemment, Mikulicz a recommandé le goudron de bois qui contient, outre l'acide phénique et la créosote, de l'esprit de bois et de l'essence de térébenthine combinés d'origine à des matières résineuses.

Le goudron est incapable de détruire en l'espace de vingt jours les spores de la pustule maligne ; il a cependant une action protectrice sur le bois et devient un bon agent antiputride lorsqu'il est mélangé à 30 o/o de sciure de bois.

La *térébenthine* se comporta dès la plus haute antiquité, comme un excellent vulnéraire. Ambroise Paré, en 1550, pansait les blessures d'armes à feu avec un onguent composé de térébenthine et d'eau de roses.

L'essence de térébenthine est supérieure à tout autre moyen pour le lavage des environs immédats des plaies et des ulcères; et cela parce que, grâce à son pouvoir dissolvant sur les matières grasses, elle éloigne des surfaces traumatiques toute substance décomposable.

Le *thymol* est un corps cristallisé, incolore, qu'on retire de l'essence aromatique de thym. Il est peu soluble dans l'eau, mais soluble dans l'alcool et l'éther. Il fut employé d'abord pour la conservation des viandes et en inhalations dans la gangrène pulmonaire. Ranke, auquel il donna de bons résultats, s'efforça (1878) de le substituer à l'acide phénique. Il se servit pour le spray et l'irrigation des plaies, de solutions aqueuses au millième, tandis qu'il apprêtait sa gaze à pansement, avec les proportions suivantes :

Thymol............	16 parties
Résine............	50 —
Blanc de baleine.....	500 —
Gaze..............	1000 —

Le thymol n'est pas toxique; il restreint la sécrétion

des plaies sans les irriter elles-mêmes. Aussi eut-il la préférence dans les cliniques de Billroth, Albert et Braun, comme succédané de l'acide phénique, pour le traitement des plaies enflammées; il fut recommandé spécialement dans les brûlures soit en irrigation, soit sous forme de liniment (1 o/o d'huile). Langenbeck, au contraire, le rejette en raison de l'incertitude de son action.

C'est l'*hypochlorite de soude* qui se rapprocherait le plus, par son efficacité, de l'acide phénique, selon l'opinion de Verneuil et de Cheyne, qui l'ont employé en solutions de 6 o/o.

Suivant Neudœrfer, le meilleur antiseptique serait l'*eau oxygénée* qui, tout en possédant des propriétés hémostatiques remarquables, préserve de tout danger d'infection, limite le travail sécrétoire et favorise la formation des bourgeons et la cicatrisation. Un pansement, consistant en dix couches superposées de gaze trempée dans l'eau oxygénée, combiné au pansement ordinaire de gaze non préparée, est celui auquel on peut accorder le plus de confiance.

Le *sous-nitrate de bismuth* fut employé en France, comme agent antiseptique, en 1860. Plus tard, Kocher tenta d'obtenir la désinfection des plaies en partie avec une émulsion de ce sel à 1 o/o (*glycérine bis-*

muthée), en partie avec de la tarlatane imprégnée d'une mixture bismuthée à 10 o/o. Cette substance ne tarda pas à tomber dans l'oubli, non seulement en raison de son inefficacité contre l'érysipèle traumatique, mais encore parce qu'elle provoqua fréquemment des symptômes d'intoxication à issue funeste (stomatite, néphrite, entérite).

L'oxyde de zinc peut servir au pansement antiseptique des plaies soit sous forme de poudre, soit mélangé avec l'eau dans les proportions de 10 °/o. Outre ces deux préparations, le Dr Strejeck employa une pâte zincique, ainsi formulée :

Oxyde de zinc.........	50 parties
Eau.................	50 —
Chlorure de zinc	5 —

avec laquelle il obtient la cicatrisation sous-crustacée dans des plaies superficielles, alors que dans les cas de clapiers et de plaies profondes il survenait régulièrement de l'érysipèle par rétention.

Le sucre est un des agents antiputrides les plus anciens et les plus estimés. Il est employé pour le traitement antiseptique des plaies soit seul, soit associé à l'iodoforme ou à la naphtaline ; on l'applique directement sur la lésion traumatique ou l'on en saupoudre la gaze destinée au pansement.

DRAINAGE

Le drainage est un facteur tout aussi important dans le traitement des plaies que l'emploi des antiseptiques. En effet, la guérison peut échouer de par l'accumulation dans la plaie et la difficulté d'écoulement du sang et de la lymphe, phénomènes qui ont pour conséquence la production de l'inflammation et de la suppuration. A son tour, la rétention du pus donne naissance à de la fièvre, des frissons, à l'infection septique, à la pyohémie, à de l'érysipèle et à des phlegmons. Il est donc d'importance majeure d'aller au devant de tous ces accidents, et cela n'est possible qu'avec le secours du drainage.

Les *drains en métal et en verre*, recommandés par Hueter, furent rapidement délaissés, pour faire place au système de drainage par capillarité. Celui-ci consiste à introduire dans l'un des angles de la plaie un *faisceau de fils de catgut* (Cheyne). Malheureusement ces fils se résorbent trop rapidement, ce qui amena Lister à faire usage du *crin de Florence* qui résiste à l'absorption.

Les tubes de drainage de Neuber, qui ne sont autre chose que des *os décalcifiés*, sont propres surtout aux pansements rares.

Malgré ces innovations, les *drains en caoutchouc de Chassaignac* conservent leur vogue dans la chirurgie antiseptique. Avant de s'en servir, il faut les tremper dans l'eau tiède, les désinfecter et les conserver dans une solution phéniquée à 5 %. La malheureuse habitude de laver les plaies à grande eau est un modus faciendi non seulement très nuisible, mais encore absolument contraire à tous les principes de la chirurgie moderne.

Le drainage des plaies ne remplira son but que si les dimensions des tubes sont calculées et le moment de les changer bien choisi. En dehors de là, l'emploi des drains ne donnera que des résultats nuls et illusoires.

IRRIGATION ANTISEPTIQUE

L'irrigation des plaies date des premiers siècles de notre ère et passe pour avoir donné des succès dès alors sous forme d'irrigations d'eau froide.

En 1835, Josse érigea en pratique la méthode des irrigations continues, et s'en servit dans tous les cas de surfaces traumatiques d'une certaine étendue et menacées d'inflammation. Cette manière de faire est encore en vogue aujourd'hui comme moyen antiphlogistique.

Mayor, d'autre part, recommanda (1834) l'emploi du bain chaud continu.

Nélaton et Malgaigne s'attachèrent à l'irrigation en raison de ses avantages et en firent usage sous la forme intermittente.

Pendant que l'on discutait sur la température convenable de l'eau, Langenbeck et Strohmeyer cherchèrent avant tout à mettre les surfaces traumatiques à l'abri de l'air, de façon à atténuer la douleur, à favoriser le bourgeonnement et à empêcher les odeurs septiques de la plaie. Dans ce but, le premier faisait plonger les parties blessées dans des bains chauds, et il prétend que dans une période de cinq années il n'a pas observé un seul cas de pyohémie.

Valette (1856) fut le premier qui pour les bains employa avec succès la teinture de benjoin et la créosote.

Aujourd'hui, l'on se sert généralement pour l'irrigation antiseptique de l'acétate d'alumine et de la solution d'acide phénique de 1 à 2 o/o, sous l'influence desquels l'odeur putride ne tarde pas à disparaître et dont, par conséquent, l'usage est spécialement recommandable dans les hôpitaux de campagne. La solution d'acétate d'alumine de Bulow est composée de

Alun................	5	parties
Acétate plombique....	25	—
Eau.................	500	—

PANSEMENTS A CIEL OUVERT

Le pansement à ciel ouvert est en opposition formelle avec les principes de l'antisepsie chirurgicale ; c'est lui qui a mis le plus d'obstacle à la propagation du pansement antiseptique.

C'est Vincent de Kern (de Vienne) qui, au commencement de ce siècle fonda la méthode des pansements à ciel ouvert. Il trouva des imitateurs en Strohmeyer, Bartscher et Vezin (1850) qui abandonnèrent, sans les suturer, les plaies opératoires à l'influence de l'air et ne les protégèrent contre les poussières et les insectes que par la simple apposition d'un lambeau de toile. Le membre reposait sur un coussin, au-dessous d'un cerceau.

A. Burow, en 1859, embrassa cette méthode. Mais il appliqua des sutures et des bandelettes agglutinatives dans le dessein d'obtenir la réunion par première intention. Il indique trois cas de mort seulement sur un chiffre de quatre-vingt-quatorze amputés. Sur cinquante-trois opérées du sein, toutes guérirent. Pour le traitement des blessures de la face, le procédé de

Burow trouva, en Angleterre, dans Humphrey (1867) un défenseur ardent.

Rose également devint partisan du pansement à ciel ouvert ; mais il y associa les lavages journaliers de la plaie avec des liquides antiseptiques.

De nos jours, c'est Krœnlein qui est le principal représentant de ce mode de pansement. Il y soumit cent soixante cas de fracture compliquée sur lesquels il compte soixante-sept morts; pour une seconde série de cent deux cas, la mortalité atteint le chiffre de vingt-sept.

Dans ce pansement, l'évaporation dessèche et concentre les sécrétions de la surface traumatique qui deviendrait ainsi, d'après Pasteur, un terrain défavorable à la production des bactéries. De plus, l'influence de l'oxygène entravant leurs propriétés fermentatives, il en résulte qu'on ne peut refuser à cette méthode de pansement un certain degré d'activité antiputride et de puissance antiseptique combinées à l'avantage de procurer à la partie opérée un repos complet et un libre écoulement des liquides. Malheureusement elle expose la plaie à l'immigration de principes infectieux et oblige à renoncer à une cicatrisation rapide.

LE MATÉRIEL DE PANSEMENT

Les pièces extérieures des pansements doivent avoir les qualités physiques indispensables à la compression de la plaie et à l'absorption des exsudats. Un certain degré de mollesse et d'élasticité des objets de pansement est nécessaire pour que cette compression soit uniforme, constante et facile à supporter. A ce point de vue, les substances inorganiques (cendres, sable) cèdent le pas aux matières végétales.

Quant aux propriétés d'absorption, Rœnnberg cite comme ayant un pouvoir absorbant très-considérable la tourbe humectée, la sciure de bois, la poudre de tan, les cendres de houille, la charpie, le coton hygroscopique, la ouate de bois, l'amiante en petits flocons, la gaze (mulle) et la mousse des tourbières (sphagnum). Toutes ces substances ont été essayées avec succès et sont à peu près de valeur égale.

Au contraire, ces qualités brillent par leur absence dans la jute, la menue paille, l'étoupe, la tourbe sèche, substances qui ne sont donc pas à recommander et qui ne doivent servir qu'à défaut d'autres.

Ce serait cependant une erreur de croire que l'agent

qui possède la faculté d'absorption à son plus grand développement soit, par cette raison même, le plus propre au pansement. Toute substance remplit le but désiré, si ses effets absorbants répondent aux besoins du moment. Il en est ainsi pour toute une série de corps qui se valent au point de vue des exigences de la pratique.

Quoi qu'il en soit, la compression et le drainage de la plaie concourent à l'action aspiratrice des pièces du pansement et permettent d'employer au besoin des substances même qui n'ont pas de puissance d'absorption bien considérable.

Aujourd'hui, l'on se sert, pour les appliquer directement sur la plaie, de couches de gaze superposées, alors que précédemment c'était la ouate de Bruns qui remplissait ce rôle, surtout dans le pansement à l'iodoforme.

Le coton est d'un emploi très répandu ; il possède, outre son grand pouvoir aspirateur, les avantages dûs à une pureté absolue et à une compressibilité et une élasticité remarquables. Aussi en use-t-on pour matelasser les pansements, garnir les parties osseuses proéminentes, pour éponger les liquides, etc., etc. Le coton, dépouillé de ses principes gras, a de plus, le mérite d'être quelque peu antiseptique par lui-même ;

en effet, il filtre l'air et retient ainsi les micro-organismes qui s'y trouvent en suspension.

Comme, pour l'immersion du coton, on ne se sert que de solutions alcooliques, les propriétés antiseptiques ainsi acquises, sont peu stables. D'autre part, la finesse de texture de la ouate provoque facilement la rétention et la stagnation des liquides exsudés; car celle-ci se mouille et perd bientôt sa puissance absorbante.

Le coton collé sert à garnir les creux (creux axillaire), à capitonner les appareils plâtrés et à matelasser les attelles.

Le lint est une étoffe très douce et d'une grande pureté : il est très apte à être imprégné de liquides et de pommades antiseptiques.

La jute est d'un prix peu élevé; son origine ne permet pas de suspecter sa pureté. Très compressible, elle est peu absorbante, mais la largeur de ses mailles laisse la voie libre à l'écoulement des sécrétions. Fischer et Kœchler, contrairement à Leisrink et Rœnberg, lui reconnaissent un haut degré d'activité absorbante, lorsqu'elle a été humectée. A l'état sec, elle est raide, peu souple, dure, ne possède pas la faculté de filtrer l'air et est plus apte à être imprégnée de principes antiseptiques fixes que de principes volatils.

Le lin et le chanvre, l'éloupe et l'oakum ont à peu près les mêmes propriétés que la jute.

Le calicot dégraissé (gaze), qui absorbe bien les sécrétions et ne les *pétrit* pas, est d'un usage général dans les cliniques viennoises où il remplace la ouate de Bruns. Son pouvoir absorbant est à peu près de six à sept fois son poids. Il faut employer de préférence le calicot à mailles serrées.

La tarlatane (Krüllgaze), très employée jadis, mérite une certaine considération en raison de ses facultés absorbantes, de sa mollesse, de sa compressibilité et de sa légèreté, qualité qui en permettent l'application à toutes les régions.

La mousse des tourbières, la laine de bois et la mulle tourbeuse se distinguent également par leur grande puissance d'absorption et servent de couverture aux pansements rares (1).

Le Dr Redon, médecin militaire, est parvenu à faire avec la tourbe une substance analogue à la ouate.

M. Lucas Championnière voulant se rendre compte de la valeur de cette substance, l'a expérimentée dans son service à l'hôpital Tenon.

Chez des individus atteints de gangrène du périnée avec suppuration et odeur fétides, le pansement à la ouate de tourbe a fait disparaître l'odeur tout aussitôt, et les liquides, pus et urine, étaient si bien absorbés qu'il ne devenait plus nécessaire de changer le linge des lits.

La ouate de tourbe est commode surtout pour compléter les

Choisit-on pour le pansement la gaze phéniquée, il faut recouvrir la surface de section avec du silk protective, afin d'éviter l'action irritante de l'acide phénique sur les lèvres de la plaie, et d'empêcher l'adhésion de la gaze et la formation de croûtes. Le silk doit être de petites dimensions, pour ne pas gêner l'action des antiseptiques ; on le remplace souvent par de la gutta percha laminée et de la laine de verre.

pansements antiseptiques, pour en envelopper les premières pièces, car elle a la propriété de sa tasser à merveille. De plus, elle empêche l'écoulement des liquides à l'extérieur et leur putréfaction dans le pansement. Chez une femme à laquelle M. Lucas Championnière avait amputé le sein et vidé l'aisselle, de gros caillots restèrent quatre jours dans la ouate de tourbe sans être le moins du monde altérés. On peut donc, avec cette substance, faire des pansements de plus en plus rares.

En somme, la ouate de tourbe a des avantages sérieux ; elle est d'un prix peu élevé ; elle a une grande puissance d'absorption et se tasse très bien. Mais elle a aussi des inconvénients. Sa coloration brunâtre teint désagréablement le malade et gêne un peu l'examen du pansement. Elle est cassante et s'émiette dans le lit qu'il faut souvent nettoyer. En outre, ces miettes donnent des démangeaisons au malade et peuvent irriter les lèvres de la plaie. Aussi faut-il interposer quelque chose entre la ouate et la plaie elle-même (*Société de Chirurgie*, mars 1887).

PRÉPARATION DE LA GAZE PHÉNIQUÉE

1. *Procédé de Lister.* — On enferme dans une étuve un mélange de :

Colophane	4 p.
Paraffine..................	4 p.
Acide phénique	1 p.

avec un poids équivalent de gaze non-apprêtée.

2. *Procédé de Bruns.* — On dissout dans

Alcool.......	2 litres
de la Colophane pulv.	400 grammes.

et l'on remue jusqu'à ce que la solution soit complète. On y ajoute alors

Acide phénique..	100 grs
Huile de ricin ...	80 grs
ou Glycérine......	100 grs

On verse ce mélange sur 1 kilogramme de gaze préalablement étendue par couches dans un vase plat. Puis celle-ci est exprimée, et, après avoir subi un certain degré de dessiccation, conservée dans des boîtes en fer-blanc.

Pour le service en campagne, on recommande une mixture composée de

Colophane		400
Alcool	aâ....	100
Acide phénique		
Huile de ricin		80

que l'on garde dans des flacons spéciaux et qui peut être dissoute dans l'alcool (2 litres) au fur et à mesure des besoins.

3. *Procédé de Billroth.* — A la clinique de Billroth, on procède de la façon suivante. On dissout

	Colophane	2.000 gr.
dans	Alcool	12 litres

Et on y ajoute :

Glycérine	aâ.	500 gr.
Acide phénique		

A l'aide d'un appareil à guinder, on en imbibe 200 mètres de gaze dégraissée, que l'on préserve de l'évaporation en l'enfermant dans des caisses en fer-blanc.

4. *Procédé de Fillenbaum.* — Grâce à l'appareil de Volkmann, Fillenbaum fait passer de la gaze non apprêtée à travers une solution alcoolique d'acide carbolique.

Colophane		1.500
Esprit de vin		8.000
Glycérine	aâ....	500
Acide phénique		

Il la sèche et la serre dans des boîtes en fer-blanc. Une bande ainsi conservée est encore en possession au bout de quatre à six semaines (Kratschmer), d'une bonne partie de ses qualités primitives.

5. *Procédé de Munnich.* — Ce procédé consiste à tremper 1 kilogr. d'organtine non préparée dans un mélange de

Colophane	400 P.
Stéarine.............	60 »
Glycérine............	80 »
Acide phénique.......	100 »
Alcool...............	1.200 »
Acide borique........	100 »

Le pansement à la gaze phéniquée est un des meilleurs pansements antiseptiques. Il assure un libre écoulement aux liquides après les avoir désinfectés : il est très doux et s'applique partout avec une égale facilité.

En temps de paix, il peut être obvié facilement à son inégale teneur en acide phénique par une préparation récente, sinon extemporanée. En temps de guerre, il faudrait veiller à ce que la livraison des objets de pansement fût assurée par les comités patriotiques de secours, car la gaze du commerce et celle qui est de date ancienne sont sans aucune action.

Le makintosh, le papier imperméable à la gutta-percha et la *batiste de Billroth* peuvent mettre obstacle à l'évaporation de l'acide phénique des couches profondes du pansement et empêcher que celui-ci ne soit traversé par les sécrétions de la plaie. L'utilité du silk et de cette classe de substances imperméables devient contestable lorsqu'il s'agit de pansements secs et de pansements rares.

PRÉPARATION DE LA GAZE IODOFORMÉE

A. — La gaze iodoformée hydrophile se prépare en saupoudrant d'iodoforme pulvérisé du calicot privé de ses principes gras. On enlève l'excédant de poudre en secouant le tissu, qui peut s'imprégner ainsi de 10 à 20 o/o d'iodoforme.

Neuber trempe 500 p. de gaze dans une solution de 50 p. d'iodoforme pour 250 p. d'éther et 750 p. d'alcool. Grâce à l'évaporation des véhicules dissolvants, il obtient une répartition égale de l'agent chimique dans la gaze.

B. — Pour la préparation de la gaze iodoformée collée, on fait passer de la gaze dégraissée dans une solution alcoolique de colophane, additionnée de moitié de glycérine. On la soumet à la dessiccation et on l'imprègne d'iodoforme.

Pour 6 mètres de gaze, il faut

Colophane............	100 gr.
Alcool à 95°...........	1.200 gr.
Glycérine.............	50 gr.

L'imprégnation exige 230 grammes d'iodoforme (de Hacker)

Ce qu'on appelle la *gaze de Bruns* (ex., colophane 4 p., glycérine 1 p., esprit-de-vin 20 p.) renferme environ 30 à 50 o/o de poudre d'iodoforme.

PRÉPARATION DE LA GAZE AU SUBLIMÉ

A la clinique de Bardeleben, on fait usage d'une gaze préparée de la manière suivante : on trempe 1 kilogr. de gaze dans une solution de

Sublimé corrosif........	0 gr. 50
Glycérine.............	50 gr. »
Eau..................	un litre.

Au bout de quatre à cinq heures on l'exprime et on la met sécher à la température ordinaire.

Maas emploie les proportions suivantes pour la confection de sa gaze au sublimé chlorosodique :

Sublimé............	1 partie
Sel de cuisine.......	500 »
Glycérine...........	200 »
Gaze	1.000 »

Voici la formule de Bergmann :

Sublimé..............	10 gr.
Alcool...............	4.490 gr.
Glycérine............	500 gr.

La ouate peut être imprégnée d'acide phénique, d'acide salicylique, d'acide borique, de chlorure de zinc ou d'iodoforme.

PRÉPARATION DU COTON SALICYLÉ

Le coton salicylé à 3 °/₀ (Tiersch) se prépare en plongeant 25 kilogrs. de coton dégraissé dans une solution de

Acide salicylique.......	750 gr.
Alcool................	7.500 gr.
Eau..................	150 litres

En trempant la même quantité de coton dans

Acide salicylique......	1.000 gr.
Alcool...............	10.000 gr.
Eau.................	60 litres

on obtient la ouate salicylée à 10 °/₀.

Ouate iodoformée

La ouate dont Esmarch fait usage dans sa clinique s'apprête en trempant 500 grs de coton débarrassé de ses parties grasses dans une solution de

Iodoforme..........	50 parties
Ether..............	250 »
Alcool.............	1.000 »

PRÉPARATION DE LA JUTE ANTISEPTIQUE

1. — La jute phéniquée sèche est obtenue de la façon suivante. On fait barboter un 1/2 kilogr. de jute effilée dans

Acide phénique.. / Stéarine.........	aâ....	50 p.
Colophane...... / Glycérine	aâ....	200 p.
Esprit de vin............		550 p.

et l'on fait sécher.

2. — La jute phéniquée ordinaire, les jutes salicylée, boriquée, benzoïque et chlorozincique, nécessitent l'emploi de

Principe antiseptique...	100 gr.
Colophane...........	100 gr.
Alcool................	1.200 gr.

3. — Port recommande la jute en paquets et préparée avec de l'alcool phéniqué.

Alcool	600 gr.
Acide phénique........	100 gr.
Jute	1 kilogr.

Ces paquets sont serrés dans des boites en fer blanc et emportés pour l'usage en campagne.

4. — La jute iodoformée est le résultat de l'immersion de 500 grs de jute dans une solution de

Iodoforme.............	50 gr.
Ether..................	250 gr.
Alcool.................	500 gr.

5. — Pour l'obtention de la jute salicylique à 3 %, il faut

Jute.................	2.500 gr.
Acide salicylique......	57 gr.
Glycérine.......... ..	500 gr.
Eau.................	4.500 gr.

6. — La préparation de la jute au chlorure de zinc à 10% exige le pétrissage de quelques instants de 1 kilogr. de jute dans une solution aqueuse du sel de zinc au dizième. Ce pétrissage dure jusqu'à ce que tout le liquide ait été absorbé par le tissu.

FIXATION DES PANSEMENTS

La fixation des pansements se fait par l'intermédiaire de bandes de gaze ou de mulle antiseptiques. Ces bandes, larges ordinairement de 10 à 15 centimètres, se confectionnent avec le calicot ordinaire (gaze-doublure non amidonnée) et jouissent d'une vogue qui n'a pas tardé à faire reléguer au dernier plan les bandes de toile et les écharpes. Les bandes en coton, lin et flanelle exigent un lavage préalable dans des solutions antiseptiques. L'emploi des bandes d'organtine se répand également de plus en plus ; outre leur grande facilité d'application, elles ont l'avantage de contribuer à l'immobilisation de la partie lésée et d'empêcher dans une certaine mesure l'évaporation des agents antiseptiques les plus volatils.

Les bandes élastiques servent à produire la vacuité des vaisseaux des membres et à protéger le pansement contre les contaminations que rend possibles le voisinage des cavités du corps.

SUTURES

Une suture exacte favorisant la marche antiseptique de la plaie, il faut, de toute évidence, employer pour son exécution de la soie phéniquée ou du catgut préalablement désinfecté. Ce dernier est souvent sec, dur, cassant et difficile à nouer. En tous cas, il est indispensable qu'avant son emploi il soit préalablement rendu antiseptique et qu'il soit conservé dans des solutions d'acide phénique ou de sublimé. La désinfection de la soie ordinaire s'obtient en la faisant bouillir dans une solution phéniquée à 5 o/o ; sur ce, on la garde jusqu'au moment de s'en servir dans de l'eau phéniquée au 20me.

A côté de la soie et du catgut, il faut recommander l'emploi, pour la réunion des lèvres de la plaie, du crin de Florence, du fil d'argent et des plaques de plomb perforées.

ÉPONGES

Les éponges doivent être battues, lavées à grande eau et plongées pendant vingt-quatre heures dans une solution concentrée (10 o/o) de permanganate de potasse.

Ainsi traitées, elles prennent une coloration brun foncé. Cette coloration leur est enlevée par l'immersion dans une solution d'hyposulfite de soude que l'on décompose en l'additionnant de 50 gouttes d'acide chlorhydrique. Puis on les nettoie successivement à l'eau chaude et à l'eau froide, jusqu'à ce que cette dernière demeure incolore.

Enfin, on les conserve jusqu'au moment de leur emploi dans une solutionphéniquée à 5 o/o (Frisch).

CHIRURGIE ASEPTIQUE

La chirurgie aseptique a pour but de préserver les plaies de la putréfaction (sepsis) et d'en éloigner les causes, qui sont, selon toute apparence, des particules solides de nature organique (germes microscopiques, bactéries).

D'après l'opinion de Lister, ce sont les poussières adhérentes aux objets extérieurs qui sont le véhicule de ces organismes auxquels elles doivent leur septicité. Il est donc indispensable de leur fermer tout accès dans les plaies ou d'annihiler de quelque façon que ce soit leur action fermentative.

La condition *sine quâ non* de la réussite de l'asepsie est la destruction de tous les agents de décomposition qui peuvent exister dans le voisinage et les environs de la plaie, soit attachées aux personnes et aux instruments, soit en suspension dans l'eau ou dans l'atmosphère. Cette destruction dépend de certaines précautions à prendre avant et durant l'opération.

I. — Après avoir fait prendre un bain de propreté

au blessé, on rase la région à opérer, on la nettoie en la brossant à l'eau savonneuse, éventuellement à l'essence de térébenthine ou à l'éther. Puis on fait un lavage à l'acide phénique (5 %) ou au sublimé (1/1000), et on soumet tout le terrain opératoire à l'influence du brouillard phéniqué ou des badigeonnages à l'iodoforme.

Il faut, en outre, ramollir les endroits où l'épiderme est épaissi, avec des bains de savon, enlever les bords unguéaux, désinfecter à fond tous les replis cutanés, raser les cheveux, quand il s'agit d'opérations à la tête, sur un rayon d'au moins trois centimètres.

Pour les opérations de la bouche, il est nécessaire d'enlever le tartre et les dents cariées, de brosser les maxillaires avec du savon dentaire, de purifier la cavité buccale avec du chlorate ou du permanganate de potasse. Enfin, avant d'intervenir dans les affections chirurgicales de l'abdomen, il ne faut pas oublier d'employer les laxatifs et les évacuants.

Les solutions de continuité recouvertes de croûtes purulentes, les ulcères suppurants, bref, toutes les plaies septiques doivent être désinfectées au moyen d'une solution de chlorure de zinc à 8 %.

La partie à opérer est enveloppée d'une couche protectrice de toile gommée, ses alentours garantis par l'application de compresses phéniquées (5 %);

dans les opérations de longue durée, le corps lui-même et spécialement les membres sont à préserver du refroidissement; la température de la chambre doit-être maintenue entre 15° et 18° Réaumur.

II. — Il faut que les mains et avant-bras du chirurgien, des aides et des infirmiers soient savonnés et brossés avec une solution phéniquée à 5 % et les cuvettes remplies d'eau phéniquée à 3 %. Toutes les personnes présentes endossent des blouses en toile blanche. Schede exige même des bottes à haute tige.

III. — Quant aux instruments, on les baigne dans de l'eau phéniquée à 3 % ; on les brosse au savon et on les essuie avec des compresses propres. Les instruments faits d'une pièce, sans crans, sans fentes, se nettoient le plus facilement et favorisent le moins l'influence des agents inflammatoires. La table à opérations elle-même, après avoir été désinfectée à l'acide phénique (5 %) ou au sublimé (1/500) est recouverte de toiles cirées bien purifiées.

IV. — Il faut que la salle des opérations ait des murs lisses et soit bien ventilée. Une précaution élémentaire consiste à désinfecter l'air de la salle au au moyen de pulvérisations phéniquées à 1/40. Quoiqu'aujourd'hui le spray soit reconnu comme superflu par nombre de chirurgiens (Trendelenburg, Bruns,

Mikulicz), son maintien est cependant recommandé, même durant l'opération, par d'autres qui lui reconnaissent la propriété de purifier et de désinfecter d'une façon régulière les environs de la région opératoire.

Suivant Lister, le spray est un facteur de moindre importance, en ce que l'atmosphère ne tient en suspension qu'une minime quantité de principes septiques.

J'ai vu malheureusement moi-même faire sous le brouillard phéniqué des opérations qui auraient exigé des mains plus propres, et pour l'exécution desquelles on partait de ce principe qu'on payait un tribut suffisant à l'asepsie de par ce spray si mystérieux.

« De la propreté jusqu'à l'excès ! » tel est le cri d'avertissement de Billroth. Qu'ils prennent à cœur cet appel, tous ceux qui tentent une intervention chirurgicale, quelle qu'elle soit !

Dans la chirurgie de guerre, il faut se passer de spray, car c'est à peine si l'on peut se procurer de l'eau pour ces opérations faites en plein air. Bergmann rapporte qu'en 1877 il dut renoncer à l'emploi des appareils à pulvérisation, parce que l'eau vaseuse du Danube bouchait et infectait les tubes de dégagement. Dans des hôpitaux de campagne encombrés au contraire, la purification de l'air par le brouillard phéniqué nous semble être d'une utilité incontestable.

La méthode de pansement de Lister réalise l'idéal du pansement antiseptique en ce qu'elle tend à protéger la plaie contre tout phénomène de putréfaction. Elle doit ses bons effets à l'usage de l'acide phénique, employé en solutions aqueuses de 1, 2 1/2, 3, 5, 10 et 20 o/o, ou incorporé à de l'huile d'olive, de l'axonge, de la vaseline, et à celui de l'acide borique, base du lint boracique et des onguents boriqués.

Les acides salicylique et chromique, l'essence d'eucalyptus, le chlorure de zinc et l'iodoforme complètent l'arsenal médicamenteux du chirurgien anglais. Il immerge les éponges nécessaires à l'opération dans l'eau phéniquée à 5 o/o, lave la plaie opératoire avec une solution au vingtième, la suture au catgut et la draîne ; enfin le pansement proprement dit est appliqué sous le spray.

Ce pansement se compose :

1° De silk protective désinfecté avec une solution d'acide phénique à 1/40 ;

2° De mousseline antiseptique humectée avec la même solution ;

3° De mousseline antiseptique sèche ;

4° De huit couches de gaze phéniquée qui dépassent de beaucoup les couches profondes du pansement ;

5° De makintosh interposé entre la 7e et la 8e couche de gaze ;

6° D'ouate ou de jute salicylique pour la garniture des bords ;

7° D'une bande de gaze phéniquée ;

8° D'une bande élastique.

Le premier pansement est renouvelé au bout de vingt-quatre heures; on ne touche au second qu'à l'apparition sur les bords des sécrétions de la plaie. Il est cependant prudent de ne pas le laisser en place plus de huit jours, l'acide phénique ayant dans ce délai largement le temps de s'évaporer.

SIGNES DE LA MARCHE NORMALE D'UNE PLAIE

(*d'après Neuber*).

1. — Bien-être non interrompu, peau moite, transpiration légère, bon appétit, pouls calme, sommeil tranquille.

2. — Fièvre aseptique (38°5 à 40° C.) le premier ou le second jour. C'est la fièvre de résorption de Volkmann, que Neuber attribue à l'absorption durant l'opération de diverses substances, et d'autres au *carbolisme* et au refroidissement. Elle est suivie du retour de la température à la normale et de :

3. — La réunion par première intention et la guérison de la plaie sans la moindre suppuration.

Non seulement l'asepsie empêche les désordres locaux et généraux, éloigne toute inflammation de la région opératoire et amène la guérison dans le plus bref délai possible sans production de pus, mais elle donne la plupart du temps des cicatrices linéaires et mobiles si recherchées pour les moignons d'amputations, et permet de tenter des opérations que l'on aurait traitées de folies aux époques antérieures à l'antisepsie.

C'est grâce à elle qu'on ouvre les cavités séreuses, les articulations, les gaînes tendineuses, les bourses muqueuses, et que le chirurgien est mis en état d'intervenir même chez les individus les plus affaiblis. Grâce à elle, les caillots s'organisent par l'immigration de jeunes cellules et deviennent des vaisseaux et du tissu conjonctif; les lambeaux de peau détachés reprennent, alors qu'en l'absence d'antisepsie, ils sont éliminés par l'irritation inflammatoire.

Seuls, les micro-coccus, un groupe de micro-organismes bien limité, pénètrent dans les plaies traitées par les antiseptiques. Ce sont des cellules très petites, pour la plupart incolores, douées de mouvements, qui tantôt se présentent deux à deux ou trois à trois, dans ce dernier cas formant un triangle, et tantôt sont réunis en tas ou en chaînettes. Ils n'ont aucun rapport avec les bactéries ; ils ne provoquent pas la putréfaction, mais dégagent simplement une odeur légèrement acide, analogue à celle de la sueur. Cependant, quoique leur multiplication et leurs produits de sécrétion n'aient aucune influence nocive sur la marche des plaies, ils amènent, et cela est vrai surtout pour les séreuses, un certain degré d'irritation qui se traduit par une augmentation dans la quantité des exsudats.

POURQUOI NE TROUVE-T-ON DANS LES PLAIES ASEPTIQUES QUE DES MICRO-COCCUS ?

Des recherches de Cheyne, il résulte que les bactéries et les micro-coccus peuvent se développer avec la même facilité dans des solutions phéniquées au 1/500, solutions qui semblent cependant un terrain de culture plus propice aux derniers. Ceux-ci se multiplient même plus rapidement dans les liquides phéniqués que dans ceux où il n'y a pas trace d'acide carbolique. Il est donc évident que dans la contamination par les microcoques et les bactéries des liquides phéniqués, ce sont ceux-là qui prolifèrent le plus rapidement et qui arrivent les premiers au contact de la plaie. Ce fait se produit immédiatement après que le pansement a été traversé par les sécrétions. Pour peu que l'on tarde à remplacer ce pansement, les bactéries arrivent sur la plaie à leur tour.

Dans les sécrétions profuses, les exsudats atteignent en peu de temps les bords du pansement ; en attendant, l'acide phénique s'est évaporé en partie et les micro-coccus, accumulés dans l'air ambiant, trouvent ainsi un terrain des plus favorables à leur multiplication. Comme au fur et à mesure de leur développement (formation de groupes et de chaînettes), ils acquièrent la propriété de vivre même dans les liquides phéniqués à 1/250, ils trouvent pour cette raison même très rapidement un libre accès dans la plaie.

Ogston ne rencontre jamais de micro-organismes dans les cas à marche aseptique. Il le doit à ce qu'il renouvelle ses pansements plus fréquemment que Lister et à ce qu'il ne permet jamais aux sécrétions d'arriver jusqu'à la marge du pansement.

Ainsi que nous l'avons vu au début de ce travail, il n'existe dans le sang, le lait, l'urine, les sucs et les tissus de l'individu vivant et sain, ni spores ni micro-organismes : tous ces liquides ne possèdent aucune tendance à la fermentation. La preuve en est fournie par le bistournage.

En effet, après la déchirure sous-cutanée du cordon par la torsion (Chauveau), l'atrophie du testicule a lieu sans accidents. Il en est tout autrement lorsque l'on injecte dans la vaginale un liquide renfermant des bactéries. Celui-ci se mélange au sang et amène la putréfaction de l'organe reproducteur.

A côté de cela, le sang et les tissus sains sont capables de détruire les êtres inférieurs qui s'introduisent dans l'organisme et de s'opposer au développement des bactéries elles-mêmes.

Billroth et Klebs ne trouvèrent, l'un dans les abcès chauds, l'autre dans l'ostéomyélite aiguë que des micro-coccus ; ces derniers font défaut dans les abcès froids. Enfin, l'on constate la présence de micro-coccus dans le sang et les tissus, dans des cas de misère physiologique très accentuée et les processus inflammatoires aigus.

COMMENT LES MICRO-ORGANISMES PÉNÈTRENT-ILS DANS LES PLAIES TRAITÉES PAR LES ANTISEPTIQUES ?

1. Ils ne tirent pas leur origine du sang, puisque celui-ci n'en contient pas, et qu'on les rencontre, non dans les premiers jours qui suivent l'opération, mais seulement après les applications de pansements rares.

2. De plus, ils ne prennent pas naissance dans la plaie, la génération spontanée étant niée aujourd'hui.

3. Ils ne proviennent donc que de l'extérieur et pénètrent à travers une brèche quelconque du pansement.

Nous savons que les substances antiseptiques aujourd'hui employées détruisent les ferments, mais aussi qu'elles subissent une diminution dans leur puissance antibactéridique en présence des matières albuminoïdes et des sécrétions très abondantes. En outre, l'évaporation en est rapide, ce qui fait qu'après peu de jours le pansement semble perdre son efficacité.

Des considérations ci-dessus, l'on peut conclure :

A. — Qu'il faut que le pansement soit appliqué *largement*,

B. — Qu'il doit être renouvelé aussitôt que les pièces sont traversées,

C. — Que, d'une façon générale, il ne doit pas rester en place — c'est l'avis de Lister — plus de huit jours, sinon les phénomènes de décomposition deviennent inévitables.

Dans le cas où il a pénétration de micro-coccus dans la plaie, celle-ci ne conserve plus la marche typique ; il se produit un certain degré de suppuration et la guérison est plus lente. En recueillant dans des tubes capillaires le liquide sécrété par ces plaies contaminées et en le mélangeant à des bouillons de culture, ces derniers se troublent; et ce trouble est occasionné par la présence des micro-coccus.

SYMPTOMES DE LA SEPTICITÉ DES PLAIES

L'asepsie échoue-t-elle et les principes putrides se sont-ils introduits dans la plaie, leur végétation occasionne la décomposition du terrain nourricier et provoque des phénomènes de putréfaction locale: les sécrétions deviennent sanieuses et purulentes. De ce foyer d'infection localisée partent des principes septogènes qui arrivent dans la circulation et produisent un empoisonnement septicémique général. Cette intoxication, se traduit par de l'inflammation, de la suppuration, de la douleur et de la fièvre. Elle peut atteindre divers degrés d'intensité.

Dans les cas légers, il n'est pas impossible de conjurer le danger encore à temps par l'enlèvement des sutures, le changement des drains et de tout le pansement. Dans les cas plus sérieux, il survient des phlegmons, des rétentions purulentes et des abcès qui nécessitent des incisions profondes, la désinfection des surfaces mises à nu et un drainage des plus minutieux. Dans ces circonstances, la guérison par première intention est impossible, mais la vie du blessé n'est cependant pas encore compromise forcément.

Dans les septicémies graves, la scène est dominée par des symptômes d'intoxication extrêmement sérieux. Le blessé est affaissé, le pouls excessivement fréquent, la peau sèche, la langue aussi, la soif vive, et la température se maintient entre 40° et 41° C., jusqu'à ce que la mort survienne dans le collapsus.

Le pourtour de la plaie est rouge et œdématié ; il y a production de phlyctènes remplies de sérosité opaque, qui se nécrosent en même temps que le tissu cellulaire, les tendons et les aponévroses. Au début, les sécrétions de la plaie sont séro-purulentes ; plus tard, elles deviennent sanieuses, les bourgeons pâlissent et s'œdématient ; il se développe des lymphadénites, des angioleucites, de l'érysipèle, qui amènent des abcès métastatiques dans d'autres organes. En un mot, le tableau de la septico-pyohémie est complet.

C'est le moment où il faut que l'antisepsie livre bataille à l'ennemi, c'est-à-dire aux bactéries. Celles-ci seront d'autant plus nombreuses que les sécrétions auront acquis un plus haut degré de putridité. Du reste, c'est surtout la stagnation de ces dernières qui produit la pullulation des microzoaires..

Seul, un pansement minutieux et appliqué dès le début, rend impossible la pénétration des agents de putréfaction dans la solution de continuité. Les blessures qui ne sont soignées que tardivement, au bout de plusieurs heures, ont eu pour la plupart le temps d'être infectées; dans ces cas, il est du devoir du chirurgien de rendre aseptiques ces plaies déjà putrides par l'emploi judicieux d'antiseptiques dont la puissance germicide est au-dessus de tout soupçon. (*Chlorure de zinc*, *sublimé*, *acide phénique*, *iodoforme*).

QUELQUES MOTS SUR L'HISTOIRE DE LA CHIRURGIE ANTISEPTIQUE

En l'an 1543, de Vigo établit en principe que les plaies par armes à feu étaient des plaies venimeuses et qu'il fallait les cautériser au fer rouge. Ambroise Paré combattit cette manière de voir ; il se servit, pour panser ces sortes de blessures, de la térébenthine de Venise. John Hunter, abandonnant la guérison à la nature, fit usage de cataplasmes et d'onguents, tout en saupoudrant ses plaies fréquemment avec de la craie : il dit avoir souvent obtenu de cette façon la cicatrisation sous-crustacée. C'est Abernethy qui le premier reconnut l'action délétère de l'air sur les suppurations, et qui, pour cette raison prôna l'intervention sous-cutanée. Il fut suivi dans cette voie, en 1807, par Cooper.

Larrey constata une plus grande rapidité dans la guérison des blessures sous le ciel égyptien que dans les pays froids. D'après lui, dans les plaies articulaires, la responsabilité des insuccès incomberait moins à l'entrée dans les jointures de l'air qu'à la pénétration dans l'article du liquide sanguin.

Plus tard, sous l'influence des théories qui considéraient comme nocives les parties gazeuses de l'atmosphère, la chirurgie sous-cutanée vit le jour. En 1816, Delpech pratiqua la première ténotomie sous-cutanée, opération qui fut répétée par Cooper et Ricord. La première myotomie fut faite en 1822, par Dupuytren; elle fut suivie de celles de Dieffenbach et de Syme. Strohmeyer également donna son approbation à ce procédé opératoire qui eut en lui un nouvel appui. Enfin en 1848, de Langenbeck érigea en méthode indépendante l'ostéotomie sous-cutanée.

Jules Lemaire introduisit le premier dans la pratique la théorie des germes. Il pansa les plaies avec du coaltar, mode de pansement qui, lors de la campagne d'Italie de 1859, trouva beaucoup d'accueil auprès des chirurgiens français. C'est à lui que revient le mérite d'avoir employé, le premier également, l'acide phénique, et d'avoir reconnu son action sur les phénomènes de fermentation.

En 1871, A. Guérin fit connaître son pansement ouaté, dont il recommande l'application immédiate dans la salle d'opérations et non dans la salle commune. Pasteur, qui examina ce mode de pansement, trouva des spores et des bactéries non seulement dans les couches d'ouate, mais même dans la plaie. C'est pour ce motif que plus tard Guérin fit usage de l'acide phénique.

Verneuil loue le pansement ouaté à cause de l'immobilité qu'il confère aux parties blessées.

En 1865, Lister fit ses premiers essais pour la guérison antiseptique des fractures compliquées de plaies, au moyen de lint trempé dans l'acide phénique. Son but principal était d'obtenir une sorte de croûte phéniquée sous laquelle se ferait la cicatrisation. Ces tentatives échouèrent en raison de la trop grande concentration de l'agent antiseptique, et Lister se vit forcé de protéger les téguments contre l'action trop directe de l'acide phénique par l'intermédiaire de plaques de plomb et d'étain. Plus tard, il abandonna complétement l'acide phénique pur qu'il remplaça par des solutions à 5 o/o, et se servit de gutta-percha comme agent protecteur contre le contact de l'acide.

Les premières ligatures au catgut datent de 1869. A la même époque, le chirurgien anglais commença à pratiquer l'ouverture des abcès sous une compresse imbibée d'huile phéniquée à 20 o/o. En 1871, il parle pour la première fois de la gaze et du spray. L'année n'est pas écoulée qu'il consacre l'usage du silk protective et du makintosh ; le drainage, employé jusqu'alors dans les abcès seulement, est appliqué d'une façon générale.

Les travaux de Lister éclairèrent d'un jour nouveau la question de l'antisepsie, et ses premiers mémoires, appuyés par des statistiques *parlantes* révolutionnèrent non-seulement Glasgow et l'Angleterre, mais le monde chirurgical tout entier.

Jusqu'en 1867, Lister indiquait chez ses opérés une mortalité de 45,7 %. Après l'introduction dans son service du traitement antiseptique, ces proportions tombèrent à 15 % et la pourriture d'hôpital disparut. De 1871 à 1877, Lister traita 552 blessés par la nouvelle méthode et n'en perdit que deux, c. à. d. 0,36 %, de septicémie, tandis que la mortalité par infection avait été de 1,36 % pour 262 individus non soumis à ce traitement. Dès ce moment, le pansement de Lister fut accepté par la majeure partie des chirurgiens.

Volkmann l'adopta en 1872 et l'expérimenta spécialement dans 73 cas de fracture compliquée et dans 24 cas de plaie articulaire, sans avoir eu un seul décès à déplorer. Sur 562 opérations et blessures graves, il n'eut que 29 morts, parmi lesquelles pas une seule qui fût due à la septicémie.

Deux ans après, Nussbaum devint à son tour membre de la nouvelle école. Il rapporte qu'avant l'emploi de l'antisepsie, la pyohémie lui enlevait tous les individus atteints de fracture compliquée et de plaies des os, ainsi que le plus grand nombre des amputés.

L'érysipèle avait une marche maligne et 26 à 28 o/o des plaies étaient atteintes de pourriture d'hôpital. Toutes ces complications disparurent le jour où il introduisit dans son service le pansement antiseptique.

On ne peut mieux apprécier la valeur de la méthode antiseptique dans les fractures compliquées qu'en comparant les résultats qu'elle donne avec ceux des procédés non aseptiques et du pansement ouvert.

Tandis que jusqu'en 1876 Billroth, sur 180 cas de fracture compliquée, eut une mortalité de 41, 1 o/o, celle-ci tombe à 9 o/o dans les cas traités par la méthode antiseptique ; de plus, dans les premiers, 31 o/o des blessés furent victimes de l'infection purulente, qui n'enleva que 4, 3 o/o de la série aseptique.

Bruns réunit 254 cas de fracture compliquée. Il eut 9 o/o de morts, dont 3 1/2 o/o par septicémie. Les cas traités par la méthode antiseptique dans les 24 heures, donnent une mortalité de 2, 7 o/o. Celle-ci monte à 12, 8 o/o pour les blessés auxquels on n'a appliqué le pansement qu'à partir du second jour.

Les résultats les plus marqués de l'antisepsie se constatent, lorsque la fracture pénètre dans l'articulation. Grâce à la nouvelle méthode, les amputations immédiates deviennent plus rares. Sur 48 cas, il y eut 6, 2 o/o de décès, dont 4, 1 o/o par infection septicémique. Mais c'est dans le traitement des fractures du crâne avec plaie qu'elle a donné les plus brillants succès. Krammer rapporte que sur 58 cas de ce genre, il y eut 41 réunions par première intention; trois cas seulement de trépanation sur 31 eurent un dénoûment fatal. Dans 25 cas de trépanation immédiate, la mortalité fut de 8 o/o, alors que cette opération donnait toujours 55, 2 o/o de décès avant l'emploi de l'antisepsie.

Aujourd'hui la méthode antiseptique est employée par tous les chirurgiens, et les changements que l'on y introduit chaque jour n'ont tous pour but que le perfectionnement de l'antisepsie elle-même.

LES MÉTHODES DE PANSEMENT LES PLUS IMPORTANTES

La théorie exposée au commencement de ce travail est la base fondamentale des différentes méthodes de pansement, qui se sont constituées avec le secours des antiseptiques et des matières premières indiqués plus haut. De nos jours, il y a autant de méthodes que de cliniques ; aussi nous bornerons-nous à parler ici de celles qui sont le plus fréquemment en usage.

I. PANSEMENT DESSICCATIF

A. — Pansement avec les poudres sèches.

Ce pansement consiste à porter sur la plaie, sans la toucher, de l'acide salicylique, de la poudre phéniquée de Bruns (solution phéniquée de Bruns 1 p., craie 8 p.) ou de l'iodoforme, au moyen d'un poudrier, d'un pinceau ou d'un pulvérisateur (Wœlfler). On recouvre le tout avec plusieurs couches de gaze sèche et dégraissée, maintenues par une bande de mulle, ou encore avec le pansement ordinaire.

C'est se rapprocher le plus du pansement ouvert que de rechercher la cicatrisation sous-crustacée, soit en attendant la formation spontanée d'une croûte sur la surface de la plaie, soit en favorisant cette formation par des moyens artificiels. Cette croûte est un rempart naturel contre l'invasion des micro-organismes dont le développement, dans le peu de liquide qu'elle recouvre, est entravé par l'influence même des tissus vivants.

Astley Cooper vient en aide à la production de l'enveloppe crustacée par l'application de charpie.

Dans le même but, Syme se sert du lint, et d'autres de poudres diverses, telles que l'amidon et l'alun. Quant à Neudœrfer, il fait usage de l'acide salicylique, qui a l'avantage d'agir en même temps comme antiseptique.

Buisson chercha à obtenir le développement plus hâtif de la croûte par la ventilation. D'autres essayèrent, par les cautérisations au fer rouge ou avec des agents chimiques, de détruire les organismes existant dans la plaie, de donner naissance à une croûte solide et de provoquer ainsi une marche aseptique typique, sans bourgeonnement ni suppuration. Cette manière de faire a l'inconvénient d'exposer à la rétention du pus, d'être douloureuse et de retarder la guérison. Il n'est pas rare, du reste, de constater comme conséquence de ces cautérisations, des pertes de substances énormes et une rétraction cicatricielle extrême.

B. — *Pansement avec les étoffes sèches antiseptiques.*

(Pansement sec, occlusif, antiseptique).

C'est dans cette catégorie qu'il faut ranger les pansements à la gaze phéniquée, salicylique, boriquée, benzoïque, à la gaze au thymol, à l'iodoforme, au bismuth, et au sublimé ; les pansements à la ouate carbolique, salicylée, au chlorure de zinc, aux acides benzoïque et borique, à l'iodoforme ; enfin les pansements à la jute préparée avec les mêmes agents antiseptiques, acides phénique, salicylique, et benzoïque, chlorure de zinc [Bardeleben] et iodoforme [Esmarch].

C. — *Pansement avec des substances dessiccatives.*

a. Pansement rare de Neuber.

La tourbe de mousse se présente sous les colorations brune et noire et se distingue par une puissance d'absorption (neuf fois son poids) et une influence conservatrice sur les matières organiques considérables. Neuber sut mettre à profit ces qualités de la façon la plus heureuse. Il emploie la tourbe noire comme diapasme. Un mélange des deux variétés dans les proportions de 1 à 5 sert à capitonner des coussins faits de gaze à mailles fines et cousus au fil phéniqué. Ces coussins sont de différentes formes et ont 12, 40 et 50 cent. de côté. On les humecte avec une solution de sublimé et on les enferme dans des caisses en fer blanc. Grâce à cet apprêt, le pouvoir absorbant de cet agent de pansement est notablement augmenté, ainsi que sa souplesse, ce qui rend son application bien plus facile.

Il est constant que le résultat du traitement antiseptique dépend de la bonne confection du premier pansement. Aussi accorde-t-on aux préparatifs de l'opération l'attention la plus scrupuleuse. On lave la peau du blessé avec de l'éthérolé d'iodoforme à 1/7, les mains du chirurgien et des aides, les tables, les couvertures avec une solution phéniquée à 5 o/o, les instruments avec une solution à 3 o/o. Avant de suturer la plaie, on la désinfecte par une irrigation borico-salicylique, suivie d'une aspersion avec une solution de sublimé à 1/1000, ou, s'il y a eu suppuration, à 1/500. Les tissus ont-ils subi une infection septique, on se sert de chlorure de zinc à 8 o/o.

De Fillenbaum rapporte que depuis quelques années Esmarch fait exclusivement usage du sel de cuisine (6 o/oo, proportions égales à celles du sang), pour le spray préopératoire, pour l'irrigation de la plaie et la désinfection des instruments.

L'arrêt du sang est obtenu à l'aide de bourdonnets

et d'éponges. Pour les ligatures et le drainage, il emploie les drains en os et le catgut de Kocher ou la soie phéniquée de Czerny.

La plaie est mise en contact avec des coussinets de mousse, préparés comme nous venons de le dire et assujettis avec une bande de cambri. Dans les solutions de continuité plus considérables, on emploie des coussins plus grands, dont on garnit les bords avec de la ouate et que, dans le voisinage des cavités naturelles, on protège contre la contamination par de minces bandes élastiques. On peut encore appliquer, par dessus, des coussins de *laine de bois*, que l'on fixe par des bandes au sublimé.

Dans les plaies petites et non drainées et dans les blessures des parties molles plus importantes et soumises au drainage, ce pansement peut rester en place jusqu'à guérison (5 à 40 jours). Cependant il est à changer dès qu'il dégage une odeur fétide et qu'on soupçonne la possibilité d'une infection.

Comme preuve des résultats acquis, Neuber cite 105 grandes opérations (94 amputations, 11 désarticulations), sur lesquelles il n'a eu que 8 décès, c'est-à-dire 7, 6 o/o, alors que Volkmann a eu 9, 7 o/o de morts et Bruns 16 o/o.

Sur 23 opérés de hernie étranglée, 20 guérirent avec un seul pansement. En revanche, à côté de 41 plaies opératoires guéries par première intention sous un pansement unique, Neuber eut 56 cas, dans lesquels survint de la suppuration.

Aujourd'hui, le pansement rare n'est le propre que d'un chirurgien habile et expérimenté; pour un praticien moins adroit, il reste une épée à deux tranchants (Mikulicz).

Porter fut le premier à recommander la sciure de bois, substance qui eut bientôt des partisans en Neuber et Mikulicz. Comme il est facile de se la procurer et qu'elle est très bon marché, elle est pour la chirurgie de guerre un auxiliaire de grande valeur. Tamisée et nettoyée, elle se conserve dans des sacs de dimensions variables, fabriqués avec du calicot à grosses mailles. Le pansement se compose de quatre à huit lames de gaze iodoformée et d'un ou de deux de ces petits sacs, le tout maintenu par une bande. Comme la sciure est de décomposition facile, Mikulicz la mélange à 30 o/o de goudron de bois, qui entrave le développement des bactéries. La sciure de peuplier a un pouvoir absorbant plus considérable que la sciure de sapin (Neuber).

Le sable et la cendre au sublimé sont très utiles également, de l'avis de Kuemmel, pour le pansement rare, ainsi que la poudre de tan, l'écorce de chêne, le son et la glaise calcinée et tamisée. Toutefois ces succédanés ont une puissance d'absorption médiocre.

b. — Pansement avec la mousse des tourbières ou sphaigne.

Leisrink et Hagedorn attirèrent l'attention sur une substance dont le parenchyme richement canalisé a la propriété d'aspirer et de retenir les liquides en grande quantité, sans permettre pour cela la décomposition de ces liquides ni sa putréfaction propre. Nous voulons parler de la sphaigne, genre de mousse des marrais à tourbières, qui, on le sait, ne pourrit jamais, mais se transforme en tourbe. En raison de sa porosité, ce végétal convient particulièrement pour le pansement rare, d'autant plus qu'il est élastique, très-léger et en même temps d'une mollesse uniforme.

La mousse bien triée est conservée dans la glycérine étendue; puis on l'enferme dans de petits sacs de mulle de dimensions diverses et on l'imbibe d'une solution de sublimé à 1/2000. Le pansement lui-même se compose de gaze iodoformée, d'une bande de tarlatane, d'un petit coussin de sphaigne, d'une autre bande, d'un grand coussin-matelas de la même mousse, le tout maintenu par une bande amidonnée. Ce pansement peut rester en place une quinzaine de jours, grâce à la facilité avec laquelle il absorbe et dessèche des quantités considérables de liquides exhalés. Aussi

Mikulicz le met-il au premier rang pour l'usage en campagne.

c. — Pansement de Bruns avec la ouate de bois au sublimé.

Ce pansement a pour principe la dessiccation des sécrétions traumatiques. C'est sur ce principe que sont, du reste, déjà basés la cicatrisation sous-crustacée, les pansements à la tourbe et à la sphaigne de Neuber et de Leisrink.

L'épaississement des exsudats étant déjà très défavorable au développement des microzoaires, à plus forte raison la dessiccation complète des liquides sécrétés devient un moyen des plus sûrs contre la putréfaction et constitue une méthode éminemment antiseptique. Pour atteindre le but désiré, il faut: 1° garnir la plaie de pièces de pansement très-absorbantes; 2° supprimer toute couche imperméable. Comme on voit, cette méthode a pour fondement non l'exclusion du contact de l'air, mais l'accès tout à fait libre de ce facteur.

La première des deux conditions est remplie par la ouate de bois, que l'on prépare avec le bois de sapin. Cette ouate est propre, fine, douce et blanche, et possède une élasticité et une puissance d'absorption remarquables. Grâce à ces qualités, jamais avec elle il n'y a à déplorer des rétentions purulentes: elle absorbe tout. Bientôt la sécrétion s'arrête, et l'accès de l'air favorisant l'évaporation, les liquides exhalés sont rapidement desséchés dans l'intérieur lui-même du pansement.

Bruns se sert invariablement comme antiseptique du sublimé corrosif au millième, et jamais il n'a constaté de symptômes d'intoxication, même après l'emploi des irrigations. Sur la plaie, il applique une couche de coton de verre qui est une voie d'écoulement excellente pour les exsudats; par-dessus cette couche, successivement un petit et grand coussin de ouate de bois, le tout fixé par une bande.

Le pansement demeure en place de une à trois semaines, ce qui fait que le pansement dessiccatif devient en même temps pansement rare. En le levant, on trouve les coussins raidis par les liquides desséchés, et la plaie apparaît exempte de toute irritation, sèche et la plupart du temps en voie de cicatrisation assez avancée.

Bruns, en raison de son influence favorable sur les guérisons par première intention, préfère le pansement dessiccatif aux pansements de Lister, de Neuber et de Leisrink.

A la clinique de Kiel, sur 107 amputations, il y eut 97 guérisons, dont 41 par première intention, donc 42 %. A celle de Halle, sur 261 amputations, il y eut

247 guérisons dont 108 par première intention, donc 46 % ; à celle de Tubingue, 149 amputations donnèrent 132 guérisons, dont 66 avec réunion immédiate, c'est-à-dire 45 %.

Sur 24 arthrotomies et résections du genou, il y eut 20 guérisons par première intention.

Enfin un chiffre de 557 blessés et opérés ne donne que 10 décès, c'est-à-dire une mortalité de 1,7 %.

Lister, Longmore et Port sont partisans de ce pansement dans la chirurgie de guerre, en raison surtout de sa grande simplicité. Il économise le temps et, par la dessiccation des sécrétions, met la plaie à l'abri de toute atteinte des principes zymotiques. Enfin, l'on peut se procurer à volonté et à bas prix la matière première, qui est la ouate de bois.

d. — Pansement de Guérin.

Ce pansement consiste à envelopper la solution de continuité avec du coton américain brut, mais purifié. Avec lui, on ne peut être certain de l'antisepsie, parce que l'absorption des liquides ne se fait que dans de certaines limites et qu'il n'entre dans sa confection aucun agent antiseptique.

2. PANSEMENTS ANTISEPTIQUES HUMIDES ET OCCLUSIFS

Ce mode de pansement est représenté par :

1° le pansement humide à l'alcool,

2° d° d° à la ouate,

3° d° d° à la jute phéniquée, de Bardeleben, (emploi de gâteaux de jute qui produisent la macération de la peau, et par conséquent, de l'eczéma).

4° le pansement humide à la gaze phéniquée,

5° d° d° au chlorure de zinc,

6° d° d° à l'acétate d'alumine (Maas),

7° d° d° à la gaze ecalyptique,

Il faut joindre aux précédents les pansements faits avec les différentes variétés d'huiles et d'onguents. Dans ces derniers, on recouvre la plaie de lint, d'ouate ou de gaze, trempés dans de l'huile phéniquée à 1/10 ou imprégnés de vaseline carbolique (1/10), boriquée (1 à 5/10) ou salicylique (1/20).

Tandis qu'en Allemagne c'est le pansement au sublimé qui a la plus grande vogue pour le moment (Schede, Bergmann, Esmarch), on fait usage, dans les cliniques de Vienne et dans la plupart des hôpitaux militaires de l'Autriche, d'un pansement mixte à l'iodoforme et à l'acide phénique, qui dès maintenant, en temps de paix, donne d'excellents résultats et qui promet de rendre des services signalés dans la chirurgie de guerre.

Voici en quoi consiste, en temps de paix, ce pansement occlusif :

Lavage des instruments, des éponges, des drains et de la région à opérer avec de l'eau phéniquée à 5 %.

Aspersion et irrigation de la plaie avec une solution à 3 %.

Sutures à la soie phéniquée ; drains en caoutchouc.

Application sur la surface de section de plusieurs couches de gaze iodoformée ; par-dessus celle-ci de la mulle phéniquée, de la batiste de Billroth.

Le tout est matelassé avec du coton dégraissé et fixé avec des bandes de gaze.

Les principes fondamentaux de Lister, qui se résument en :

Désinfection du terrain opératoire, de la plaie et des pièces de pansement ;

Hémostase rigoureuse ;

Sutures minutieuses ;

Voies d'écoulement assurées aux sécrétions ;

Propreté poussée à l'extrême,

sont devenus la base de toutes les méthodes actuellement en usage.

Il y a bien des procédés qui conduisent à l'antisepsie: la recherche et l'essai de nouveaux modes de pansement en temps de paix ne peuvent qu'être avantageux, pourvu que cette œuvre soit en-treprise par des mains habiles et exercées.

La méthode antiseptique doit être étudiée et expérimentée. Et comme c'est pendant la paix que l'on se prépare pour la guerre, il est prudent d'éprouver dans ces moments-là les nouvelles méthodes de pansement, afin de pouvoir, en cas de conflit, les employer pour le bien et dans l'intérêt du soldat blessé sur le champ de bataille.

FIN DE LA PREMIÈRE PARTIE.

DEUXIÈME PARTIE

CHIRURGIE DE GUERRE

LES PREMIERS SECOURS SUR LE CHAMP DE BATAILLE

Dès que le soldat est tombé, atteint par le projectile ennemi, il passe entre les mains du personnel médical qui est appelé à soulager ses souffrances et à amener de la façon la plus rationnelle la guérison de ses blessures. De nos jours, la plupart des armées disposent d'infirmiers et de brancardiers, à qui incombe le devoir de rechercher les blessés sur le champ de bataille, de les ranimer, d'appliquer un pansement provisoire et de les éloigner le plus vite possible de la zône dangereuse. Ces secours sont d'une grande importance, surtout lorsque l'on a affaire à un ennemi qui, au mépris des statuts et règlements de la convention de Genève, ne cherche qu'à mutiler ses victimes impuissantes.

Ils sont heureusement loin de nous les temps où seuls les blessés qui pouvaient marcher quittaient le champ de bataille, tandis que ceux qui étaient atteints grièvement demeuraient en détresse jusqu'à la fin du combat.

Larrey organisa en 1792 le service des secours jusque sur le front de bataille. Mais c'est à Percy que revient le mérite d'avoir créé les brancardiers et de les avoir munis de brancards articulés.

Les Français furent les premiers lors de la guerre de Crimée à lancer des ambulances volantes jusque dans le voisinage des combattants et à faire avancer jusqu'aux lignes de bataille des colonnes de mulets. Cette manière de faire fut adoptée peu de temps après par les Anglais.

Au contraire, bien des Russes périrent dans les champs de Sébastopol, faute d'assistance ; d'autres ne furent recueillis que quelques jours après le combat. Aussi Pirogoff s'empressa-t-il d'organiser les services d'ambulance.

En Autriche, des compagnies d'infirmiers furent créées à l'armée d'Italie, en 1848, sur l'initiative de Radetzky.

La Prusse possède depuis 1855 des détachements de brancardiers (Sanitæts-Detachements], qui dans les formidables batailles de la guerre de 1870-1871, remplirent avec beaucoup de succès leurs pénibles fonctions.

Les Monténégrins, absolument dépourvus de ces auxiliaires dans les guerres de 1876 et de 1877 contre la Turquie, n'eurent d'autre ressource que de faire transporter les blessés dans les lazarets par leurs plus proches parents.

Le brancardier et l'infirmier militaires, pour rendre de bons services, doivent être de constitution robuste et d'intelligence suffisamment développée. Malheureusement l'on ne tient pas assez compte de ces exigences dans le choix des hommes. (1).

(1) En France, le recrutement des brancardiers est réglé par la circulaire du 3 octobre 1883.

« Chaque compagnie d'infanterie, chaque batterie auront, en campagne, 4 brancardiers ; chaque bataillon, chaque groupe de batteries montées auront de plus un caporal ou brigadier ; la portion mobile du régiment d'infanterie aura, en outre, un sergent brancardier.

Les brancardiers de l'infanterie seront fournis par les musiciens et ouvriers réservistes ; ceux de l'artillerie, par les musiciens des écoles d'artillerie ; leur nombre sera complété, selon les besoins, par les réservistes musiciens de l'artillerie.

Les brancardiers d'ambulance seront recrutés parmi les ré-

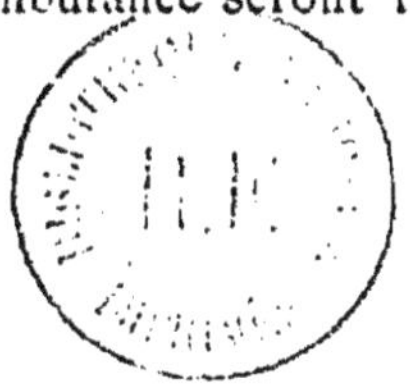

Dans l'état actuel de la chirurgie, le pansement provisoire même ne doit être appliqué que par le chirurgien. Les infirmiers, après avoir ranimé le blessé, ne feraient qu'étendre celui-ci sur le brancard pour le transporter au poste de secours, sans toucher ni panser la plaie (1).

Dans les blessures par armes à feu du membre inférieur, il suffit d'appliquer une attelle creuse en fer-blanc et de lier la jambe atteinte à sa congénère restée saine. Dans celles du membre supérieur, de maintenir celui-ci contre le thorax au moyen d'une écharpe ou d'une bande. Défendez aux brancardiers

servistes musiciens et ouvriers d'infanterie en excédant, et parmi les réservistes, hommes à la disposition des sections d'infanterie et des régiments d'infanterie. »

(1) « Les brancardiers sont chargés, en temps de guerre de relever les blessés, de les enlever du champ de bataille et de leur donner les premiers soins. »

« Ils doivent être robustes et habitués à la fatigue, énergiques et dévoués. Exposés, en enlevant les blessés, aux dangers du champ de bataille, et n'ayant ni l'excitation ni l'entraînement de la lutte, il leur faut plus qu'à tout autre, du sang-froid et le sentiment du devoir. »

« Ils doivent être en même temps adroits, patients et doux. Il est indispensable qu'ils soient exercés au transport des blessés, et capables de leur donner les premiers secours. Il faut qu'ils sachent non seulement se servir des objets de pansement mis à leur disposition, et des moyens de transport affectés aux ambulances, mais qu'ils puissent les remplacer quand ils viennent à manquer et utiliser les ressources qu'ils ont dans la main. »

de toucher à la blessure ou d'enlever les vêtements ; exercez-les en temps de paix déjà à relever et à transporter les blessés ; apprenez-leur à fond la manière de préparer les pièces antiseptiques de pansement, et surtout ne leur bourrez pas la mémoire de choses inutiles, ainsi qu'on le fait malheureusement trop souvent aujourd'hui. Pénétrez-les des principes fondamentaux de la méthode antiseptique et vous pourrez compter sur de bons résultats dans la distribution des secours. Vous ne verrez pas vos infirmiers, sous le vent et la poussière, appliquer d'une main sale et à un corps auquel les fatigues de la campagne n'ont pas précisément servi de bain de propreté, un pansement provisoire avec un matériel dont l'antisepsie est devenue douteuse par suite du temps et des circonstances. Au reste, n'est-il pas reconnu qu'un pansement sale ne fait qu'augmenter la gravité de la lésion et donner parfois le coup de grâce au malheureux blessé ?

Les hémorrhagies chez les individus en ligne ou bien tuent avant l'arrivée du brancardier ou bien s'arrêtent spontanément. Aussi la compression digitale faite par un profane, nous paraît-elle d'une valeur plus que problématique. (1)

(1) Pendant que le brancardier fera ou essayera de faire de l'hémostase le plus souvent sinon toujours inutile, il perdra un temps précieux, un temps pendant lequel il aurait pu donner des soins utiles à des blessés, moins grièvement atteints.

LES PAQUETS A PANSEMENT

Esmarch s'appuie sur des principes d'humanité pour réclamer l'emploi de la méthode antiseptique en temps de guerre. A cet effet, il demande que l'on enseigne au personnel sanitaire inférieur les éléments de l'antisepsie et qu'on l'exerce dans l'emploi des moyens ad hoc. Lorsque germa la pensée de munir chaque soldat en campagne d'objets de pansement, il ne manqua pas de propositions sur la meilleure manière de mettre cette idée en pratique.

Esmarch lui-même, en 1869, donna son avis et opta pour le triangle de Mayor, accompagné de deux rouleaux d'ouate phéniquée et d'une bande de gaze, le tout emballé dans du parchemin. S'étant convaincu de la volatilisation rapide de l'acide phénique, il choisit la ouate salicylée qu'il remplaça elle-même plus tard et pour les mêmes raisons par la jute au chlorure de zinc et enfin par la sciure de bois au sublimé.

Son paquet le plus récent contient : une écharpe de Mayor, deux compresses de gaze au sublimé d'un mètre de long sur dix centimètres de large, toutes deux enveloppées dans du papier-vernis, et une bande de cambri également au sublimé d'une largeur de dix centimètres sur une longueur de deux mètres. Le tout est fortement comprimé, emballé dans de la toile caoutchouquée imperméable, et forme un ballotin de quinze millimètres d'épaisseur sur dix centimètres de côté, qui pèse 100 grs et contient une instruction spéciale pour son emploi.

Le paquet prussien se compose d'un morceau de vieille toile de 30 cent. de côté, d'une petite écharpe et de 15 gr. de charpie. Le tout est enveloppé d'une toile huilée dont la longueur est de 12 cent. et la largeur de 9 cent. (1).

Delorme ne méconnait pas la valeur du traitement antiseptique des plaies sur le champ de bataille, mais considère cependant le paquet à pansement du soldat comme une charge inutile. Il demande, pour faire profiter les blessés des bienfaits de l'antisepsie, que l'on augmente le nombre des brancardiers et que sur certains points l'on réduise leurs attributions.

(1) D'après un arrêté du ministre de la guerre d'Allemagne, une boite de pansement, contenant deux compresses de mulle imprégnées d'un liquide antiseptique, un bandeau de cambri imprégné d'un liquide antiseptique, d'une épingle Rowley et d'un morceau d'étoffe imperméable servant d'enveloppe sera préparée pour chaque soldat, et déposée dans les hôpitaux militaires, dans les casernes, là où il n'existe pas d'hôpital militaire. En campagne, les soldats porteront cette boite cousue dans le pan gauche de la tunique, entre la doublure et le drap (mars 1887).

Roth opine dans le même sens lorsqu'il recommande que jamais on n'abandonne au soldat le traitement de la plaie, mais que l'on prenne soin de *débarrasser rapidement le lieu du combat et de hâter les secours chirurgicaux*. Dans la guerre d'Egypte, les paquets à pansement n'eurent, d'après lui, absolument aucune utilité.

Beck rejette l'idée de faire emporter aux combattants des objets de pansement. Il est d'avis d'en charger l'infirmier et de composer le paquet avec de la gaze au sublimé, de la ouate, des bandes de mulle et des éclisses en paille nattée.

Starke et Crawford sont d'accord pour considérer les paquets comme préjudiciables au soldat et comme servant bien plus souvent à tout autre chose qu'à des pansements.

L'armée fédérale possède des *cartouches à pansement* d'un modèle spécial. Elles sont constituées par une bande de gaze à deux chefs, 5 grammes d'ouate boriquée à 10 °/° et une épingle de sûreté. Un boyau de parchemin enveloppe le tout. Les paquets eux-mêmes renferment chacun cinq de ces cartouches accompagnées d'une instruction, et sont distribués non à tous les soldats, mais au personnel sanitaire seulement, aux patrouilles et aux grand'gardes.

Lesser plaide en faveur du paquet de pansement

antiseptique et de la cartouche à base d'iodoforme et d'acide borique, laquelle prendrait la place de la 20e cartouche à fusil.

Schaffer rejette la cartouche antiseptique des Turcs (cartouche de Hipp) et demande que, dans les paquets mis à la disposition des troupes par le comité de secours autrichien, la charpie soit remplacée par du coton dégraissé et comprimé et une substance antiseptique.

D'après Mundy, jamais, en cas de besoin, on n'utilise les paquets à pansement.

Quant à Wittelshœfer, il considère comme illusoire et la plupart du temps nuisible le secours que peut attendre le blessé de ces paquets.

Bruns désire que tout soldat porte sur lui 15 grammes de jute, une bande de gaze et un morceau de papier de soie ciré.

Bardeleben propose une écharpe, des ballotins de jute et de la gaze au chlorure de zinc.

Mikulicz recommande deux gâteaux d'ouate de dimensions différentes, de la gaze iodoformée et du coton trempé dans de la glycérine phéniquée; le tout conservé dans une enveloppe de caoutchouc.

Crookshank préconise une boîte en étain en forme de tabatière contenant un onguent composé d'iodoforme et d'essence d'eucalyptus (ou bien une boîte d'iodoforme), une bandelette de protective, de l'étoupe phéniquée et une bande de gaze phéniquée de six yards de longueur.

Tandis que de Mosetig, Nussbaum et Podrazky donnent la préférence à l'iodoforme, le médecin d'état-major Rochs (Berlin) se prononce en faveur des paquets au sublimé : deux morceaux de gaze au sublimé pesant 4 grammes et pliés en compresses, une écharpe, faite de tissu de coton léger et non apprêté (Cassas), imprégnée d'une solution de sublimé, pesant 21 grammes 50. Tout cela réuni, comprimé et cousu dans de la batiste de Billroth, constitue un petit paquet de 12 centimètres de longueur, 10 centimètres de largeur, et 15 millimètres d'épaisseur; il pèse 33 grammes et a sa place dans une poche située à la partie antérieure gauche du pan de la tunique, entre le drap et la doublure.

Port déclare impossible l'application du pansement sur le front de bataille parce que le blessé et le brancardier ont tous deux une seule et même préoccupation, celle d'échapper aux balles ennemies.

D'après les règlements du service sanitaire, tous les corps de l'armée austro-hongroise, ligne, chasseurs, cavalerie et artillerie, sont munis de paquets à pansement en nombre proportionnel au chiffre des troupes à mettre en campagne. En cas de mobilisation, tout sous-officier (*caporal français*), est porteur d'un de ces paquets ; la distribution aux simples soldats en est limitée par le prorata des provisions existant dans les magasins. Ce paquet, entouré d'un imperméable, contient un triangle, une bande de 2 mèt. de long et de 7 cent. de large, 5 grammes de coton et deux épingles de sûreté (ou encore un triangle, une compresse et quelques grammes de coton) (1).

Cela nous mènerait trop loin que de citer toutes les propositions et contre-propositions énoncées au sujet des paquets à pansement. Je crois du reste cette question vidée par le fait même de l'extension générale donnée au pansement antiseptique. En tout cas, l'on ne peut demander au brancardier et à l'infirmier l'exécution, sous le feu de l'ennemi, d'un

(1) En France, il y a une *musette de pansement* pour quatre brancardiers. Elle est en coutil bleu et à la forme de la musette qui sert aux hommes à transporter leurs cartouches. Elle renferme.

Bandes roulées....	450 gr.	Une pelote de Larrey.
Grand linge.......	230 gr.	Un lacs en treillis, avec boucle
Petit linge.........	500 gr.	25 épingles.
Charpie comprimée	100 gr.	40 gr. de rubau en fil.

Il n'existe pas de paquets de pansement pour chaque soldat, ce qui, du reste, est absolument superflu. Mais ce qui est à désirer, c'est que contenant et contenu, c'est-à-dire musette et matériel, soient modifiés conformément aux principes antiseptiques (gibecière imperméable et pièces à pansement imprégnées d'agents antiseptiques, sublimé ou iodoforme, etc.).

pansement qui réponde à tous les desiderata de la chirurgie moderne.

Nil nocere. Telle est la devise des chirurgiens d'aujourd'hui, pour lesquels la marche de la plaie et le sort du blessé dépendent de l'application du premier pansement.

Tous ceux qui ont pris part à des campagnes se rendent aisément compte de l'état où se trouvera le paquet antiseptique, même le mieux choisi, quand il faudra s'en servir, qu'il ait séjourné dans la poche gauche du pantalon ou dans la poche droite de la veste, ou bien qu'il ait été cousu entre le drap et la doublure à un endroit quelconque du pan de la tunique. La pluie et la poussière ne pénétrent-elles pas jusqu'au paquet le mieux conservé ? l'acide phénique et le sublimé ne se volatilisent-ils pas déjà pendant l'emmagasinement ? l'évaporation de l'acide salicylique ne se produit-elle pas très-rapidement ? Ou bien l'iodoforme est-il si omnipotent que le contact d'un crayon de cette substance, que l'application sur la blessure de gaze iodoformée ou de poudre d'iodoforme soient capables d'éloigner tout germe putride, alors que des mains profanes et inhabiles ont exécuté le pansement ?

L'antisepsie ne souffre pas d'exceptions ; elle exige une exécution minutieuse, sans omission du plus petit détail. Aussi la question des paquets de pansement attend-elle encore une solution définitive. Il s'agit de savoir également si la distribution de ces paquets ne constitue pas aussi bien une consolation morale pour le soldat qu'une augmentation dans la réserve des objets de pansement.

Lors de l'insurrection de 1882, les troupes ne disposaient que d'une petite provision de ces paquets, et encore ceux-ci, quoique soigneusement emballés, étaient-ils pleins de poussière et pour la plupart inutilisables.

Le procédé le plus conforme à l'esprit de la méthode nous semble être celui qui est adopté pour l'armée fédérale, où, en dehors des infirmiers, les patrouilles seules et les grand'gardes sont mises en possession des cartouches à pansement. C'est dans ce sens qu'opine Esmarch, lorsqu'il dit : Les brancardiers n'ont d'autre tâche que de recueillir avec les plus grandes précautions les blessés sur leurs brancards et de les transporter le plus rapidement possible au poste de secours. Ce n'est que dans les cas où les secours médicaux et les pièces nécessaires au pansement ne sont pas à portée, que les objets de pansement que porte sur lui le soldat doivent être utilisés soit par le blessé lui-même, soit par l'infirmier (spécialement dans la cavalerie).

Il ressort de là la nécessité de réviser dans le sens antiseptique les deux paragraphes suivants du règlement sanitaire.

§ 88. — Les brancardiers doivent appliquer un pansement provisoire.

§ 118 b. — Il ne faut enlever ces pansements provisoires que dans les cas où leur application devient nuisible.

Ce règlement pèche encore par ce qui a rapport à l'équipement des infirmiers et des brancardiers. Le matériel routinier mis à leur disposition (épaisses feuilles de coton, rubans et bandes de toile, compresses, écharpes) non-seulement ne contenait pas les objets nécessaires à l'exécution d'un pansement antiseptique, mais il était conservé d'une façon — dans une seconde musette — éminemment propre à le soumettre en très-peu de temps à toutes les influences nocives d'un séjour en campagne.

Aussi le directeur actuel du service de santé du 11° corps, le médecin d'état-major Hlavac de Rechtwall, fut-il amené de par son expérience personnelle pendant la campagne d'occupation de la Bosnie, à proposer en remplacement de ces musettes, des gibecières imperméables, celles-ci ne se détériorant pas comme les premières sous l'action de la pluie et des stations au bivouac.

De même, les objets destinés au premier pansement sont choisis conformément aux principes de l'antisepsie et sont protégés contre une destruction prématurée par des enveloppes absolument imperméables. Des modifications identiques furent apportées dans le garnissage des cantines et des sacs d'infirmerie, en tant que bandages, pièces à pansement et médicaments.

Les blessés qui passent aux mains des médecins peu de temps après avoir été atteints, peuvent avoir tout espoir de voir leur blessure suivre une marche normale. Cela a lieu dans les armées qui disposent d'un nombre suffisant de brancardiers. Aussi celles-ci seront-elles plus favorisées que les troupes chez lesquelles ce sont les infirmiers qui font le premier pansement, et où les blessures se trouvent ainsi infectées dès le début.

L'ANTISEPSIE EN CAMPAGNE

La question de l'application du premier pansement en campagne est de solution difficile, et quoiqu'on ait essayé de la résoudre de bien des façons, elle se trouve, pendante encore aujourd'hui. Il est établi en principe *qu'il faut avant tout transporter les blessés hors de la ligne de bataille au poste de secours, où le premier pansement est exécuté par la main du chirurgien.*

En conséquence, il s'agit de savoir quel est le pansement antiseptique qui conviendra le mieux.

En second lieu, *personne n'ignorant que le sort d'un blessé, grièvement atteint, est dans les mains de celui qui pose le premier appareil* (Nussbaum), on se trouve en face d'un point important à élucider, et la difficulté ne peut être tranchée que par des hommes d'une haute expérience.

Esmarch, Tiersch et Longmore considèrent comme impossible la stricte exécution du modus faciendi de Lister.

Fischer dit également : La mise en pratique minutieuse de la méthode de Lister me paraît non-seulement impossible, mais encore inutile dans nos postes de secours.

Et en effet, comment obtenir en campagne la propreté scrupuleuse du procédé antiseptique de Lister, chez des blessés exposés à la poussière, à la pluie, etc., surtout quand le temps et le matériel nécessaires manquent ? Malgré cela, pour que l'influence bienfaisante de l'antisepsie se fasse sentir, il faut dans les postes de secours la mettre à contribution dès le début.

C'est à Reyher qu'appartient le mérite d'avoir surmonté les difficultés devant lesquelles les chirurgiens avaient reculé jusque-là et d'avoir ouvert la marche dans l'emploi de la méthode listérienne sur le champ de bataille. Chirurgien consulaire de l'armée du Caucase (1877), il trouva à sa disposition du matériel antiseptique que lui fournissaient à foison les comités de secours patriotiques. Il était entouré de médecins, de chirurgiens et de religieuses initiés aux doctrines listériennes, qui l'assistaient d'une façon efficace dans la préparation de la gaze antiseptique, l'application des pansements et la désinfection des plaies. En même temps des pulvérisateurs à main et à vapeur remplissaient ses lazareths d'une atmosphère antiseptique.

De par mon expérience personnelle, je puis dire, à l'éloge des Russes, qu'ils ont réalisé un progrès inconnu jusqu'ici chez nous. Dès l'échange des premiers coups de feu en automne 1875, entre les bandes insurgées, les Turcs et plus tard les Monténégrins (Herzégovine), de nombreux délégués des comités de secours russes arrivèrent dans le Monténégro par Cattaro, apportant des instruments perfectionnés, des brancards (de Neudœrfer et Mühlwenzel) et de telles provisions de matériel à pansement antiseptique, que les ambulances par eux établies, passèrent pour le modèle du genre. Le service était fait par des élèves de Bergmann, de l'Université de Dorpat, qui tous étaient familiarisés avec l'emploi de l'antisepsie.

Reyher, à la tête de son ambulance volante, accompagna partout le quartier général, tout en se maintenant en rapport étroit avec l'ambulance divisionnaire. Grâce à ces précautions, il put, au poste de secours principal, entreprendre lui-même toutes les opérations et surveiller les pansements. Il déclare nettement que la guérison dépend de la mise en œuvre de l'antisepsie sur le champ de bataille, et s'appuie pour le démontrer, sur une statistique de 46 cas de plaies pénétrantes des articulations ; il ne perdit que 6 blessés, c'est-à-13 o/o.

Bien plus, il étend l'influence de l'antisepsie primitive à la conservation des membres lésés, en prouvant que la marche de la blessure et le pronostic sont d'autant plus favorables que le pansement antiseptique a été appliqué d'une façon plus précoce et plus rigoureuse. Sur 78 blessures articulaires pansées tardivement, il y eut 47 décès, soit une mortalité de 62, 6 o/o; huit blessés seulement conservèrent leurs jointures intactes, tandis que quinze d'entre eux ne durent leur salut qu'à la résection et sept à l'amputation.

QUELS SONT LES SOINS A DONNER AU BLESSÉ SUR LE FRONT DE BATAILLE ?

Sur le front de bataille, il n'y a qu'une seule chose à faire : mettre un pansement occlusif temporaire sur la blessure, coucher convenablement le membre lésé et l'immobiliser d'une manière provisoire. Jamais, à ces moments là, il ne faut examiner une plaie avec le doigt ou la sonde, ni essayer de pratiquer l'extraction de la balle. Un chirurgien se met en contradiction formelle avec les règles de l'antisepsie, s'il explore la plaie produite par le projectile ou avec la sonde ou avec le doigt et s'il cherche à extraire la balle, à ciel ouvert, et sans plonger préalablement les instruments et les mains dans des liquides antiseptiques. Une blessure ainsi traitée n'est plus, dans le sens antiseptique, une blessure récente, même lorsqu'elle ne date que de quelques heures.

Nous empruntons ce qui suit aux descriptions de Reyher.

I. — Les blessures par armes à feu légères furent fermées, immédiatement après lavage du pourtour à l'eau phéniquée à 5 o/o, avec de la gaze phéniquée, de la ouate salicylée ou de la jute carbolique, et abondonnées à la cicatrisation sous-crustacée. Dans une fracture par coup de feu avec orifices d'entrée et de sortie de la balle, l'occlusion peut se faire par un caillot, et la guérison sous-crustacée peut être obtenue, si l'on s'abstient de rouvrir et d'infecter le trajet par le cathétérisme.

II. — Là où le canal traumatique, demeuré ouvert, laissait un libre accès à l'air, l'appareil antiseptique au grand complet ne fut pas de trop pour conjurer le péril né de l'inflammation et de la suppuration. L'intérieur du canal subit une désinfection scrupuleuse et un drainage minutieux, afin de préparer aux exsudats à venir une voie d'écoulement assurée (drainage préventif). Dans ces cas, c'est à l'aide de la gaze phéniquée qu'on arrive à désinfecter l'air et à mettre hors d'état de nuire les sécrétions exhalées par la surface traumatique.

La mortalité fut nulle pour les deux genres de blessures dont nous venons de parler.

III. — Au contraire, il y eut 93, 3 o/o de décès chez les blessés qui furent traités sans égards pour les principes antiseptiques (sondage, exploration digitale, absence de drains) et à qui il ne fut appliqué un pansement antiseptique que plus tard.

IV. — Enfin, les blessures traitées sans antisepsie aucune, donnèrent la mortalité effrayante de 100 o/o.

Ces chiffres démontrent de la façon la plus frappante l'extrême importance de l'antisepsie en campagne.

D'après les expériences de Reyher, c'est le traitement antiseptique occlusif (sous-crustacé) qui mérite d'être utilisé le plus souvent et sur lequel on peut compter le plus sûrement dans les fractures par coups de feu.

L'opinion de Bergmann concernant l'antisepsie sur le champ de bataille est prépondérante en ce sens qu'il demande que les blessés passent le plus rapidement possible entre les mains des chirurgiens, parce qu'aussitôt que la contamination du foyer traumatique est survenue — et elle se produit pendant les chaleurs en quelques heures — la désinfection primitive perd toute sa valeur. Ce chirurgien panse avec de la gaze phéniquée ; il rapporte les succès obtenus dans les lésions du genou (30 guérisons sur 59 cas) spécialement à l'application, sur les lieux mêmes, et quelques heures après production de la blessure, d'un appareil plâtré.

Ayant eu occasion de visiter plus tard les blessés auxquels il avait donné les premiers soins, il fut tout étonné, en enlevant l'appareil, de constater sept guérisons accomplies sans suppuration, et quelques cas de cicatrisation sous-crustacée. Tous ces faits le rendirent partisan d'un pansement rare, demeurant en place huit jours, et grâce auquel la tâche du médecin est allégée et le transport du blessé bien facilité. Enfin, il conclut que la réussite de *l'antiseptic treatment* dépend complètement du plus ou moins grand délai qui sépare la production de la lésion traumatique de l'application du premier pansement.

Comme nos postes de secours ne peuvent être munis d'un aussi grand luxe de pièces de pansement antiseptiques que l'ambulance volante de Reyher, et cela parceque nous ne sommes pas en situation d'emporter avec nous en campagne du matériel en quantité assez considérable et de qualités suffisantes, nous devons renoncer à l'exécution stricte, en première ligne, de la méthode de Lister.

On ne prépare pas facilement des objets de pansement au poste de secours, alors qu'on manque d'eau, de temps, d'aides, et qu'on est encombré de blessés, exposés à toutes les intempéries de l'air et à toutes les misères de la vie en campagne. C'est cependant notre vœu le plus cher, que la réalisation de ce desideratum, dans l'intérêt des blessés, qui dès lors profiteraient des bienfaits de la méthode antiseptique. Il faut donc tâcher de trouver d'autres expédients plus en rapport avec nos ressources.

Nous savons que ce n'est pas sur la propreté seule

qu'il faut compter dans l'antisepsie : elle n'est qu'un anneau de cette longue chaîne de moyens (Cheyne) mis en œuvre pour obtenir cette antisepsie. De plus, les micro-organismes pénètrent dans les plaies (Ranke trouva sous le pansement phéniqué des formes caractéristiques et très-développées de bactéries), malgré les précautions les plus sévères, et l'on ne réussit pas toujours à en détruire les germes. C'est pour ce motif que nous faisons tous nos efforts pour entraver leur multiplication et leur offrir un terrain de nutrition éminemment défavorable. Pour y arriver, nous avons à notre disposition une série d'agents antiseptiques à toute épreuve.

A ces principes désinfectants qui empêchent la décomposition des sécrétions de la plaie, vient s'ajouter une matière première convenablement choisie qui, imprégnée de substance antiseptique, a la propriété d'absorber les liquides exhalés et d'éloigner de la plaie les germes zymotiques.

Un pansement fait en première ligne exige la rapidité d'exécution, de la sûreté et de la durée dans son action. Il faut qu'il soit facilement transportable, que l'évaporation y soit nulle, enfin qu'il ne soit ni couteux ni toxique.

Dans l'état actuel des choses, c'est le sublimé corrosif qui remplit le mieux ces conditions. C'est un agent antiseptique efficace, très apte à l'imprégnation des linges à pansement. Or, comme la gaze écrue est ce qu'il y a de mieux aujourd'hui pour les pansements, qu'elle sert à la confection non seulement des compresses, mais encore des bandes qui fixent ces dernières, Esmarch propose comme base du pansement la mulle imbibée d'une solution de sublimé au millième, dans laquelle on taille des bandes et des compresses de dimensions voulues.

Malheureusement le sublimé est un poison violent, et l'on aura de la peine à se résoudre à l'employer pour le premier pansement et à exposer ainsi le blessé qui en raison des difficultés de communication (dans les régions montagneuses) ne pourra arriver à l'ambulance qu'après un certain nombre de journées, à exposer le blessé, disons-nous, aux dangers d'une intoxication. Lors du combat de Ljubinje, il fallut aux blessés monténégrins neuf jours pour atteindre, en passant par Grahovo et Cattaro, l'ambulance de Njegus. De même, nos hommes, blessés le 21 septembre 1878 à Bandin Odziak, ne parvinrent aux hôpitaux de Sarajevo que le quatrième jour après la bataille.

En outre, le sel mercurique s'évapore avec une grande facilité, et la gaze au sublimé a, par conséquent, une action peu sûre et peu durable.

Il est vrai que l'acide phénique est toxique aussi,

et les objets phéniqués (gaze, ouate et jute carboliques) très variables dans leur puissance antiseptique. Cependant l'on ne peut renoncer à cet excellent agent pour le lavage des mains, des instruments et des environs de la plaie. La prudence conseille donc de remplacer dans les sacs d'infirmerie le pot à *onguentum simplex* par un flacon rempli d'une quantité bien déterminée d'acide phénique.

Il est hors de doute que l'acide salicylique est préférable à l'acide carbolique, à cause de sa causticité et de sa volatilité moins considérables. Le premier a, de plus, l'avantage d'être inodore. Tiersch recommande l'eau salicylée à 1/300 et prépare de la ouate salicylique à 3 et 10 o/o.

Les prescriptions relatives à la préparation pour l'armée autrichienne d'ouate et de jute salicyliques (*circulaire n° 35 ex* 1878) sont les suivantes :

A. — Préparation de coton et de jute salicyliques à 3 o/o.

On trempe dans un mélange de 3 grammes d'acide salicylique, 30 grammes d'esprit-de-vin concentré et 6 décilitres d'eau distillée chaude, 100 grammes de coton dégraissé ou de jute cardée ; on les y laisse un temps suffisant, et après imbibition complète, on les sèche dans un endroit chauffé à température modérée.

B. — Préparation de coton et de jute salicyliques à 10 0/0.

Le procédé est le même. Seulement on se sert de 10 grammes d'acide salicylique et de 100 grammes d'esprit-de-vin concentré.

La ouate salicylique ne laissant pas filtrer les liquides exhalés par la plaie aussi bien que la gaze phéniquée de Lister, il se produit une accumulation de sécrétions entre la surface traumatique et le pansement. C'est ce fait qui a provoqué les essais avec la jute salicylée à 3 %. Malheureusement ouate et jute perdent rapidement leur acide et par conséquent leur efficacité, même lorsqu'elles sont conservées dans des boîtes en fer-blanc. Il est donc impossible d'en faire des provisions pour l'usage en campagne ; il est non moins impossible de les préparer extemporanément sur le champ de bataille.

La solution à 1/300 est un antiseptique trop faible; aussi faut-il renoncer à l'acide salicylique, sous quelque forme que ce soit, pour l'exécution du premier pansement. Ces considérations amenèrent l'abandon des ballots à pansement d'Esmarch et des cartouches de Nussbaum, d'autant plus que E. Wolff, après battage réitéré de la tunique du soldat, n'y trouva plus trace d'acide salicylique.

Le chlorure de zinc n'est pas décomposable, ne

s'évapore pas, diminue le pouvoir de résorption des plaies et à la propriété d'arrêter les hémorrhagies parenchymateuses. En revanche, il ne détruit pas les spores de la pustule maligne (Koch) même après un mois de contact, et de plus, les linges imbibés de ce sel tombent en décomposition au bout d'un certain temps. Donc, sans parler de son action caustique et toxique, il ne faut pas recommander cet antiseptique pour l'emploi en première ligne surtout en solutions concentrées.

L'acide borique, prôné par Myrdacz, résiste aussi peu à la comparaison avec les moyens précédents que les acides benzoïque et thymique, l'acétate d'alumine, la naphtaline et le goudron. Chez les uns, l'action antiseptique est trop faible ; chez les autres, elle n'est ni sûre ni durable.

Port n'est pas partisan de l'emploi dans la chirurgie de guerre des antiseptiques fixes, ceux-ci n'agissant qu'autant qu'ils sont dissous par les sécrétions et n'ayant pas une action antizymotique certaine. Il déclare insensée cette ténacité à vouloir faire usage des méthodes utilisées en temps de paix, alors que l'encombrement rend impossible le nettoyage à la brosse et à l'irrigateur des téguments voisins de la plaie. Les ambulances se changeraient en établissements de lavage et de brossage. C'est montrer trop de piété que de regarder comme sacro-sainte et immuable la méthode antiseptique, telle qu'elle est pratiquée dans les grandes cliniques. Adoptez un procédé quelconque pour le poste de secours et mettez en pratique toutes les manœuvres de lavage et de propreté qu'il commande, vous verrez que, vous ne pourrez traiter par l'antisepsie qu'un petit nombre de vos blessés et que les autres seront victimes de la septicémie.

Sur le champ de bataille, notre but doit être avant tout, d'entraver autant que possible la prise de possession des sécrétions par les champignons qui ont pénétré dans la blessure. Les pansements dessiccatifs sont particulièrement aptes à atteindre ce but, les procédés empasmatiques surtout, qui favorisent la cicatrisation sous-crustacée. Un mélange de plâtre et de goudron donne uue poudre légèrement colorée, que l'on répand sur la plaie. Celle-ci est recouverte de gaze ou de coton dégraissé, et le tout est fixé par une bande.

L'acide salicylique et l'amidon pulvérisé à parties égales (Port), ou bien la poudre d'acide salicylique seule, disséminés sur la surface traumatique, forment avec les exsudats une sorte d'écorce brune, solide et inodore qui empêche la pénétration des microzoaires et a une action désinfectante sur les sécrétions elles-mêmes.

Strejeck, qui employait, il y a quelques années, ce mode de pansement, rapporte le fait suivant. Une phalange digitale coupée et réunie au moignon central par des sutures, fut trouvée le 16e jour, à l'ouverture du pansement, toute momifiée et ne dégageant absolument aucune odeur fétide au milieu de la couche de diapasme et à côté d'une surface de section rose et bourgeonnante.

Malheureusement, dans les lésions traumatiques étendues, il se produit parfois de la rétention des liquides, la poudre du pansement subissant une espèce de pétrissure.

L'acide salicylique pur irrite les tissus et augmente la douleur.

L'acide borique est un antiseptique faible et impuissant contre l'infection déjà commencée.

Un mélange de *mixture carbolique* de Bruns et de craie, dans les proportions de 1 sur 8, donne un empasme qui contient 2 o/o d'acide phénique et qui fut proposé dans le temps pour l'usage en campagne.

Mosetig, Nussbaum, Podrazky et Mundy recommandent pour la chirurgie de guerre l'iodoforme, qui remplit toutes les conditions pour l'exécution d'un bon pansement. Tantôt on l'emploie sous forme de gaze iodoformée, tantôt on l'applique directement sur la plaie, à l'état pulvérulent, au moyen d'un pinceau ou d'un poudrier, tantôt on l'introduit dans la blessure sous forme de crayons.

Dans toutes circonstances, l'eau filtrée suffit pour les soins de propreté. Une couche d'ouate et une bande complètent le pansement. Celui-ci peut rester en place plusieurs jours, parce que l'iodoforme, très peu soluble, demeure longtemps emmagasiné dans les sécrétions de la plaie, et développe, de par cette saturation, une puissance antiseptique continue. En même temps, cet agent calme la douleur et arrête les hémorrhagies, n'irrite pas les environs de la surface traumatique, modère les sécrétions et ne se pétrit pas. Grâce à la constance de ses effets antiseptiques, l'iodoforme est sorti vainqueur des épreuves innombrables qu'il a eu à subir ; il doit être considéré comme une panacée pour le premier pansement. Simplicité, inaltérabilité, fixité, telles sont ses plus grandes qualités, et ces qualités permettent de s'en munir et d'en emporter facilement les quantités nécessaires à l'usage en campagne.

Au sein de la société de médecine militaire de Woolwich, il y eut en 1884 une discussion animée au sujet du *premier pansement.* Le directeur du service sanitaire pendant la campagne d'Egypte, sir Hanbury, considérait comme un point capital l'application du premier pansement, pour l'exécution duquel il fallait employer les moyens les plus sûrs. A ce propos, Lister recommanda les lavages au sublimé et proposa de munir tout soldat d'une espèce de poivrière contenant de l'iodoforme, une bande de coton de 4 m. de long, une feuille d'ouate et une écharpe. Mac Cormac également est un partisan convaincu de l'iodoforme.

Malheureusement, l'emploi de cette substance donna lieu à des phénomènes d'intoxication, tels que troubles de la digestion, une fièvre analogue à la fièvre phéniquée, désordres dans l'état mental (mélancolie, exaltation, manie de persécution), qu'il n'était pas rare de voir produire la mort, surtout chez les vieillards et les individus affaiblis.

Dans ces cas, l'absorption par le torrent circulatoire était dûe à ce qu'on bourrait littéralement les plaies avec des quantités énormes de médicament (80 à 100 grammes). Les attaques dirigées contre l'iodoforme en raison de ces faits ont cessé, et il est employé aujourd'hui dans les hôpitaux militaires, d'une manière à peu près exclusive, sans que l'on ait jamais à enregistrer d'accidents sérieux.

Podrazky et Nagy de Rothkreuz lui doivent la marche aseptique des plaies par armes à feu les plus compliquées.

Kirchenberger rapporte que ce sel est en usage depuis 1880 dans le corps d'occupation.

Moi-même, dans l'emploi que j'en fais depuis plusieurs années dans mon service de l'hôpital militaire nº 17, je n'ai jamais eu occasion de constater le moindre signe d'empoisonnement.

Dans les deux cliniques de Vienne, c'est l'iodoforme qu'on utilise pour les pansements, et jusqu'à présent il n'a été détrôné par aucun autre antiseptique plus efficace.

Malgré tout cependant, je m'associe aux avertissements donnés par Kœnig, et je désire prévenir du péril qu'il y a à semer systématiquement de l'iodoforme sur toutes les blessures: il est une limite dans l'emploi de ce médicament. L'iodoforme est un couteau à deux tranchants qui, aux mains d'un chirurgien jeune et inexpérimenté, à plus forte raison d'un infirmier, causera plus de mal que de bien.

J'ai observé maintes fois des faits analogues pendant la guerre d'occupation de la Bosnie, par exemple, avec le bandage plâtré si universellement prôné. J'ai trouvé dans ces appareils, dont l'un même avait été appliqué par un chirurgien de haute école, des désordres des os et des parties molles tels, qu'ils défient toute description.

De même, j'eus occasion de voir l'été dernier, dans un hôpital militaire d'une situation hygiénique des plus favorables, un blessé qui avait été atteint d'un coup de feu à la cuisse et que la septicémie avait réduit à l'état de squelette. La fistule borgne produite par la balle était bourrée d'iodoforme, mais le drainage brillait par son absence, et par conséquent, il y avait eu collection et rétention du pus.

Celui qui manie l'iodoforme doit avoir constamment à l'esprit qu'il a affaire à un poison, et qu'il ne faut pas, pour le pansement des plaies, dépasser la dose de 10 grammes, quantité dont Kœnig et Kuester ont démontré l'innocuité.

Kocher, Schede, Starke, sont les ennemis de ce sel et se demandent si l'autorité sanitaire ne ferait pas preuve de prudence en en interdisant l'usage ; d'autres, tels que Bardeleben et Maas, révoquent en doute sa valeur antiseptique.

Mikulicz, au contraire, nie tout danger se rattachant à l'emploi de l'iodoforme, parce que celui-ci n'arrive généralement en contact qu'avec les bords de la plaie et non avec la plaie elle-même. Pour lui, l'érysipèle n'est que la conséquence d'une désinfection défectueuse.

Les éléments extérieurs du pansement iodoformé sont d'importance nulle pour l'antisepsie. On peut se passer de silk, de coton de verre et d'imperméable. Les sécrétions se dessèchent par évaporation, et, de ce fait, nous obtenons un autre moyen de grande valeur pour assurer l'asepsie de la blessure. Cependant de Mosetig insiste pour le maintien dans les pansements à l'iodoforme d'une substance imperméable.

Les avantages de ces pansements sont, d'après Mikulicz, les suivants :

1. La marche de la plaie ne dépend pas des proportions si irrégulières d'acide phénique dans la gaze.

2. Le danger est moindre, quand les sécrétions traversent le pansement, parce que la gaze iodoformée est un rempart sûr contre la pénétration d'agents zymotiques.

3. La valeur antiseptique considérable de ce pansement brille surtout dans les cas de blessures des cavités buccale, pharyngienne et abdominale, pour lesquelles jusqu'à présent on n'avait pu mettre en œuvre une antisepsie sévère.

L'odeur repoussante de l'iodoforme est la mieux masquée par le café en poudre. Le mélange a l'avantage de faire dominer l'odeur agréable du café et de produire une notable économie d'iodoforme. L'influence désodorisante se maintient huit jours pleins (Strejcek).

Pendant l'insurrection de 1882 dans l'Herzégovine et la Dalmatie méridionale, l'on employa l'iodoforme dans le traitement des coups de feu. Le chiffre de la mortalité, 11, 1 o/o, diminua quelque peu les espérances conçues, surtout parce que les décès furent dûs tous à l'infection septicémique (Myrdacz). Il faut toutefois ajouter que la campagne eut lieu en hiver, dans une région montagneuse et inhospitalière, dont le rude climat, uni aux difficultés dans le transport des blessés, fut vraisemblablement pour beaucoup dans la marche défavorable des traumatismes. La statistique n'en est pas moins frappante et appelle l'attention sur la nécessité de l'antisepsie du premier pansement.

La circulaire n° 38 du 9 août 1883 introduisit l'iodoforme dans la pharmacopée militaire et le service en campagne.

Neuber combine l'antisepsie à l'immobilisation de la partie lésée : cette union a donné naissance au pansement rare. Pour les premiers soins à donner au poste de secours, il propose les coussins de tourbe iodoformée à 2 o/o, dont la réserve doit être considérable, tant dans les trousses des aides que dans les cantines et les sacs d'infirmerie des bataillons et des détachements sanitaires, et qui ne seront employés que pour les traumatismes graves. Les hommes atteints légèrement seront transportés à l'ambulance pour y être soumis à un pansement définitif.

La tourbe ayant un pouvoir absorbant très considérable et entravant la production des phénomènes inflammatoires, son mélange avec l'iodoforme assurera des résultats brillants. Les coussins ainsi apprêtés sont capitonnés avec du fil phéniqué et fixés par des bandes de gaze.

LE POSTE DE SECOURS

Le poste de secours n'est pas l'endroit qui convient à l'application de l'antisepsie dans le sens clinique du mot. Le chirurgien doit se contenter d'y exécuter un pansement provisoire, pour la confection duquel il puise dans les réserves dont est porteur l'infirmier on qui se trouvent dans les cantines (éventuellement dans les sacs à pansement des brancardiers). Dans ces postes, les blessés sont soignés aussi vite qu'ils arrivent ; il faut que le chirurgien y panse avec la même célérité que la balle met à sortir du fusil à tir rapide, sans tomber pour cela dans la négligence. L'aide fournie par les postes de secours est illusoire si elle n'a pour résultat la diminution de travail dans les lazarets et les ambulances.

Esmarch dit : « Là où ne peut être mise en pratique une antisepsie sévère, les chirurgiens devraient s'abstenir de toute tentative opératoire. » Leur tâche en ce cas, consiste :

1° A appliquer des pansements provisoires, c'est-à-dire à recouvrir abondamment les blessures récentes de substances antiseptiques, pour les protéger contre l'invasion des agents de putréfaction ;

2° A assurer l'immobilité de la partie lésée ;

3° A envoyer les blessés le plus rapidement possible aux endroits où l'on est en situation de panser leurs plaies selon les règles d'une stricte antisepsie.

Dans les postes de secours :

1° On ranimera et on restaurera les blessés;

2° On les divisera en blessés grièvement et en blessés légèrement. Ces derniers seront pourvus d'un pansement occlusif à l'iodoforme qui demeurera en place jusqu'à leur arrivée à l'ambulance la plus rapprochée;

3° Chez les hommes atteints grièvement, dans les plaies béantes et les fractures, l'application du pansement iodoformé sera précédé d'un lavage phéniqué à 2 1/2 o/o. On immobilisera les membres lésés à l'aide de gouttières et d'attelles en fer-blanc, en carton, en bois, en paille, etc;

4° Ce n'est que dans le cas de danger immédiat qu'on enlèvera les extrémités atteintes par les gros projectiles, qu'on pratiquera l'hémostase, la trachéotomie ou l'extraction du projectile lui-même (1).

(1) Le rôle du médecin au poste de secours doit se borner à faire des pansements simples, à immobiliser les membres fracturés et à n'entreprendre que les opérations urgentes, telles que la trachéotomie, l'hémostase, la régularisation d'un segment de membre mutilé par un gros projectile, etc...

Dans toutes ces circonstances, il faut agir avec les précautions antiseptiques les plus rigoureuses, éviter toute exploration de la plaie avec le doigt ou la sonde et résister à la manie de l'extraction des balles.

Le nettoyage rigoureux de la plaie, l'extraction des projectiles, l'ablation des esquilles libres et l'excision des parties mortifiées ne sont permises, à la place de secours, que dans une mesure très limitée.,.

(ROBERT, *Traité des manœuvres d'ambulance*).

LE POSTE DE PANSEMENT. — L'AMBULANCE

Là, comme dans les postes de secours, la prudence commande de diviser les blessés en groupes au fur et à mesure de leur arrivée, et cela pour en faciliter la surveillance.

I. Après les avoir restaurés, l'on expédiera immédiatement plus loin les hommes blessés légèrement. Les blessés, gravement atteints, chez lesquels la vue de leur fiche de diagnostic permet de supposer que le genre de blessure et les secours déjà reçus rendent inutile le renouvellement du pansement, subissent le même sort, pourvu qu'il ne se soit pas produit de nouveaux désordres pendant le transport (hémorrhagie, douleur par suite de constriction de l'appareil).

L'antisepsie avec l'iodoforme nous met en situation d'appliquer déjà au poste de secours des pansements aux blessures légères, pansements qui restent en place jusqu'à l'arrivée du blessé à l'hôpital de campagne le plus rapproché, ce qui facilite de beaucoup la tâche des chirurgiens déjà si encombrés des postes de pansement.

II. — Toutes les plaies des parties molles, les fractures par armes à feu des extrémités et les lésions pénétrantes des articulations, qui ont déjà été pansées provisoirement, sont soumises à l'application d'un pansement occlusif antiseptique.

Reyher est partisan de l'occlusion antiseptique pour toutes les lésions dues aux armes à feu, parce qu'elle favorise la guérison sous-crustacée. Les projectiles des armes modernes à petit calibre produisent une petite ouverture cutanée, accompagnée d'une plaie en boutonnière des tendons et des muscles, d'où effacement de la lumière du canal traumatique et obstacle à l'entrée de l'air. Ces blessures ont donc beaucoup de rapport avec les plaies sous-cutanées, et leur guérison peut être obtenue très-rationnellement par la voie sous-crustacée en employant l'occlusion antiseptique.

Sur 22 cas de fracture traités dès l'origine par l'antisepsie, Reyher ne perdit que 4 blessés, c'est-à-dire 18, 1 o/o; et il obtint 15 guérisons avec conservation des mouvements sur un chiffre de 18 blessures pénétrantes du genou.

A l'ambulance, la guérison sous la croûte antiseptique s'obtient facilement par l'emploi d'eau phéniquée à 3-5 o/o, de poudre d'iodoforme, de gaze iodoformée et d'ouate dégraissée. Le tout est enveloppé de gutta-percha laminée ou de batiste de Billroth et maintenu par des bandes de tarlatane.

Podrazky conseille l'introduction dans la plaie, dès l'entrée à l'ambulance, de crayons d'iodoforme, et les applications de gaze iodoformée.

Faut-il pratiquer des débridements et l'extraction des esquilles dans le traitement initial des fractures par coup de feu, ou faut-il appliquer simplement un pansement occlusif antiseptique ? Jobert rejette toute opération ; Pirogoff, Strohmeyer et Esmarch font des réserves ; enfin Baudens, Gouthrie et Rowe se déclarent nettement partisans de l'enlèvement de toutes les esquilles, adhérentes ou non, parce qu'il est de règle que ces dernières se nécrosent malgré tout, en entretenant la suppuration et en retardant la guérison. (1)

Pendant la guerre de 1870-1871, où l'on ne fit pas précisément des orgies d'antisepsie, Beck, Billroth, Bruns et Langenbeck, débridèrent toutes les fractures comminutives.

(1) L'extraction des corps étrangers, autrefois considérée comme urgente pour obtenir sans complication la guérison de la plaie, est peut-être moins pressante qu'on ne le supposait.

Comme corps étrangers, il faut entendre les projectiles, les objets entraînés dans la plaie, les esquilles libres et enfin les débris flottants des tissus contus. Nul doute qu'il faille extraire sans retard les corps étrangers facilement accessibles, opération qui est, à vrai dire, complémentaire du nettoyage de la blessure ; mais la conduite à tenir est moins bien déterminée lorsqu'il s'agit d'une plaie profonde et sinueuse au fond de laquelle le doigt rencontre de larges esquilles plus ou moins adhérentes. Dans ce cas, les débridements étendus sont nécessaires...... (ROBERT, *Traité des manœuvres d'ambulance*).

Depuis, l'antisepsie a ébranlé ces principes et Reyher et Bergmann, ont ouvert et frayé la voie de L'OCCLUSION IMMÉDIATE.

Grâce à l'iodoforme, l'antisepsie nous est garantie dans l'emploi de cette méthode, et celle-ci a-t-elle réussi sur le champ de bataille, on a bien préparé les voies au service hospitalier, et le sort du blessé est assuré.

III. Les opérations ne doivent être tentées à l'ambulance, que dans les hémorrhagies par déchirure de vaisseaux, les menaces d'asphyxie, les plaies de l'abdomen avec hernie de l'intestin, les fractures pénétrantes du crâne, les blessures de la vessie et les broiements très étendus des os des extrémités (amputation immédiate, résection).

IV. Le drainage reprend ses droits dans les blessures sales, à trous d'entrée et de sortie béants, dans l'ouverture des articulations, lorsqu'ont pénétré dans la plaie des corps étrangers septiques, enfin quand l'infection est constante. Dans ces cas, on introduit dans les blessures des tubes de drainage, après avoir vigoureusement désinfecté le canal traumatique avec de l'eau phéniquée à 5 o/o. La pyohémie et les phlegmons n'enlevèrent à Reyher que cinq blessés, c'est-à-dire 6, 1 o/o sur une série de 81 plaies articulaires, fractures et amputations extemporanées, traitées par l'antisepsie immédiate, tandis que 143 cas de fractures et de coups de feu articulaires, qui ne furent soumis que secondairement au traitement antiseptique, donnèrent 46 décès, soit une mortalité de 32, 1 o/o. Dans les fractures de cuisse,

Mac Cornac eut une mortalité de..	70	o/o
Strohmeyer............d°.......	61,5	o/o
Billroth-Czerny.........d°.......	58	o/o
Socin.................d°.......	32	o/o

Quant à Reyher, il avoue être resté impuissant en présence des fractures de cuisse compliquées de plaie. Il recommande dans ce genre de blessures l'emploi du pansement antiseptique occlusif et conseille une grande réserve dans l'ouverture et la vidange du canal traumatique.

V. Les blessés condamnés et les moribonds doivent être restaurés et couchés à part.

VI. Enfin, il doit être de règle à l'ambulance, d'éviter d'opérer lorsque ce n'est pas absolument indispensable. Il faut utiliser sous toutes ses formes le matériel antiseptique dont on dispose, lorsque l'opération s'impose. C'est le poste de pansement, c'est l'ambulance, qui sont le vrai terrain d'activité du medecin militaire expérimenté, des assistants de cliniques et des chirurgiens *consiliaires*.

IMMOBILISATION DES FRACTURES PAR ARMES A FEU

Bergmann doit la terminaison favorable de beaucoup de blessures du genou à l'application au poste de pansement de son appareil plâtré. Il écrit : « Lors même qu'à l'ambulance principale je n'eusse fait que confectionner des appareils plâtrés et empêché mes collègues d'introduire le cathéter dans les blessures, afin de préserver celles-ci de ce fléau métallique, j'aurais bien mérité des blessés. »

Il est d'autres autorités en matière de chirurgie qui rejettent l'exécution du bandage plâtré à l'ambulance où le temps et la tranquillité font défaut, l'abandonnent au personnel hospitalier, et limitent l'immobilisation en première ligne à l'application d'appareils à attelles.

L'application sur la blessure d'un pansement antiseptique nécessitant forcément l'extension de l'antisepsie aux environs de la région lésée, le bandage plâtré circulaire est impossible, parceque les fenêtres en sont insuffisantes pour le changement des pièces à pansement. Les attelles plâtrées, au contraire, sont éminemment propres à cette fin; et mes expériences personnelles pendant la campagne d'occupation me font considérer ce dernier bandage comme un appareil sûr, d'exécution et d'acceptation faciles.

Bien des blessés, entrés dans mon service dans les hôpitaux de campagne de la Bosnie et porteurs de plaies septiques et gangréneuses, doivent en partie à ce bandage, que j'ai emprunté à Neudœrfer, la conservation de leurs membres. Il consiste à recouvrir le pansement occlusif de véritables cataplasmes de plâtre. Pour ce, avec le secours des infirmiers, je huilais le membre, l'entourais d'ouate et fixais mon *cataplasme de plâtre* sur sa face dorsale à l'aide d'une bande de calicot. Un second cataplasme était appliqué sur le côté de la flexion. En y incorporant des débris de cuir, du carton, des lames métalliques, la solidité de ces attelles augmente. Je m'en suis particulièrement bien trouvé dans les résections articulaires, parceque l'enlèvement d'une des éclisses permet d'inspecter la plaie opératoire sans occasionner de souffrances au malade, la seconde empêchant tout mouvement.

Cet appareil est plus propre aussi aux transports à grande distance que le bandage circulaire. J'ai accompagné mes blessés jusqu'à leur arrivée aux stations de Brood, Agram, Graz et Vienne; le trajet durait de 9 à

30 jours, et jamais je n'ai constaté chez eux, sous mon appareil, la gangrène par compression que j'avais trouvée si fréquemment sous le bandage circulaire.

Les appareils plâtrés à deux et trois valves de Port remplissent le même but.

Il est évident qu'entre les mains d'un chirurgien expérimenté, l'immobilité d'une fracture est assurée par n'importe quel bandage plâtré. Mais celui-ci devient un instrument de torture, lorsqu'il a été appliqué par des mains inhabiles, et cause malheureusement trop souvent des dommages irréparables.

Du reste, comment, par exemple, un appareil plâtré peut-il immobiliser une fracture de bras, quand les extrémités fracturées se meuvent dans tous les sens et que l'articulation scapulo-humérale n'a pas été comprise dans le bandage ?

Reyher utilisa l'attelle en fer-blanc de Volkmann, que, dans les fractures de l'extrémité supérieure du fémur et de l'articulation coxo-fémorale, il allongeait avec une attelle de carton en forme de T, dont les branches entouraient le bassin, et qu'il fixait par des bandes de gaze apprêtée.

Les attelles en feutre et en carton rendent de bons services lorsqu'elles sont maintenues par des bandes d'organdi amidonnées.

Les attelles faites de chanvre plâtré (Beely) prennent

aisément la forme voulue. Cette propriété permet d'établir au-dessus de la blessure une espèce de voûte qui facilite le changement des pièces du pansement, et même de transformer l'appareil en appareil à suspension.

Je n'ose pas trancher ici la question de savoir si le tripoli a la même valeur que le plâtre. D'après Neudœrfer, les bandages au tripoli possèdent tous les avantages des appareils plâtrés et sont, en outre, plus légers qu'eux.

On peut encore obtenir l'immobilisation à l'aide de gouttières en bois, fer-blanc, toile métallique, paille, etc... Nous nous servons en campagne de petites gouttières en bois et en fer-blanc, spécialement des gouttières de Petit.

LES HOPITAUX DE CAMPAGNE

C'est dans les hôpitaux de campagne que l'on recueille le fruit de l'activité de la première ligne, lorsque cette activité a été bienfaisante, c'est-à-dire lorsque dans les postes de secours et les ambulances, on a travaillé sous l'égide de l'antisepsie, qu'on n'a ni sondé les blessures ni cherché à extraire les projectiles, qu'on n'a opéré au contraire que le moins possible et qu'on a donné tous ses soins à l'application des pansements occlusifs et à l'immobilisation des fractures.

Les hôpitaux de campagne sont pourvus d'une riche provision de substances antiseptiques, et peuvent rester plus aisément en rapport avec les comités de secours que les ambulances divisionnaires, par conséquent réclamer plus facilement à ces derniers des envois de matériel antiseptique. Comme on y dispose d'hommes ayant servi jadis comme infirmiers, rien n'est plus facile que d'en préparer une grande partie sur place.

En 1878, dans un de ces hôpitaux où, pour l'anesthésie, j'étais obligé d'avoir recours au médecin en chef ou à un confrère des environs, j'eus à mes côtés un infirmier, dressé à l'hôpital militaire de Graz, qui me rendit de grands services, même dans les cas les plus difficiles et qui, avec les matières premières, préparait d'excellentes pièces à pansement.

Actuellement, dans les hôpitaux de garnison, on apprend aux hommes du service de santé à préparer la jute et la gaze phéniquées, les coussins de tourbe et de sphaigne, etc.

Dès qu'un convoi de blessés est signalé, tout le matériel à pansement doit être tenu prêt, afin que rien ne manque à l'arrivée. Alors :

I. On enlève les pansements provisoires et on les remplace par des pansements occlusifs antiseptiques, généralement à l'acide phénique et à l'iodoforme. Dans bien des cas, il serait peut-être bon d'ôter les appareils inamovibles. Cependant les bandages plâtrés de Bergmann demeurèrent fréquemment en place de 11 à 40 jours encore après l'entrée à l'hôpital, et alors que le voyage avait déjà duré plusieurs jours.

II. Lorsque le pansement est traversé, le renouvellement immédiat s'impose, aussi bien que dans les cas où le blessé se plaint de souffrances et où l'on croit à la possibilité d'une hémorrhagie.

III. Les blessures présentent-elles des symptômes d'infection, il est indispensable également de changer le pansement. Le pansement typique de Lister étant incapable de transformer les plaies infectées en plaies aseptiques, il faudra employer pour la destruction des principes putrides soit l'eau phéniquée à 5 o/o, les solutions de sublimé à 1/500 ou de chlorure de zinc à 8 o/o et l'acétate d'alumine, soit la cautérisation par le thermo-cautère.

IV. Ce sont les hôpitaux de campagne qui sont enfin l'endroit convenable pour faire les opérations qui doivent sauver la vie au blessé et tenter tout ce qu'exige la conservation d'un membre, sans cependant dépasser les limites de la chirurgie conservatrice.

Le temps est heureusement passé où « l'on coupait bras et jambes », où le chirurgien croyait recueillir des lauriers en pratiquant mutilation sur mutilation. Aujourd'hui, l'on ne fait plus qu'extraire les projectiles, les fragments de vêtements et les autres corps étrangers facilement accessibles, on lie les vaisseaux déchirés, on draine, on place des sondes à demeure, on ne recule ni devant une amputation ni devant un débridement ou une résection, etc.

En tout cas, l'antisepsie en campagne doit se rapprocher autant que possible des méthodes expérimentées dans les hôpitaux en temps de paix. Le pansement de Lister est à peine praticable, circonstance qui fera prévaloir le pansement ouvert et le *traitement sous-crustacé*, mais spécialement le pansement rare dessiccatif. (1)

Grâce à ceux-ci, on fera des économies et de temps et de travail, dont profiteront les blessés graves. Et, en effet, chez la plupart des blessés, la nécessité du renouvellement du pansement ne se fera sentir qu'au bout de 8 jours et davantage. Des pansements analogues trouveront leur application dans les ambulances de marine, les trains sanitaires et les hôpitaux de réserve.

(1) Sur le champ de bataille, au poste de secours et même dans les ambulances de première ligne, les pansements secs sont à peu près seuls utilisables, et doivent être préférés. » (CHAUVEL : *Des meilleurs pansements employés dans la chirurgie d'armée en campagne.* — CONGRÈS FRANÇAIS DE CHIRURGIE, *avril* 1885).

RÉSUMÉ

Pansement au poste de secours.

1. Poudre d'iodoforme
   Compresse de mulle
   Coton dégraissé (hydrophile)
   Bande de mulle.
2. Gaze iodoformée
   Coton hydrophile
   Bande de mulle.
3. Gaze iodoformée ou poudre d'iodoforme
   Compresse de mulle
   Bande de mulle.

Pansement à l'ambulance (*poste de pansement*)

1. Gaze iodoformée
   Coton hydrophile
   Bande de mulle
   Bande fixatrice.

2. Crayon d'iodoforme
Gaze phéniquée (1)
Coton hydrophile
Bande fixatrice.

3. Crayon d'iodoforme
Gaze iodoformée
Coton hydrophile
Bande de mulle.

4. Gaze phéniquée
Coton hydrophile
Batiste de Billroth (2)
Bande fixatrice.

Pansement à l'hôpital de campagne.
(*trains sanitaires, ambulances de marine*)

1. Poudre d'iodoforme
Compresse de gaze ou coton hydrophile
Bande de mulle.

(1) En France, les approvisionnements de charpie seront, parait-il, remplacés par l'étoupe purifiée de Weber et Thomas. Il résulte des expériences instituées que cette substance présente plus d'avantages que la gaze de Lister. L'étoupe coûte bien moins cher que cette dernière et perdrait moins rapidement son acide phénique.

(2) — La batiste de Billroth constitue le moyen le plus sûr pour recouvrir et protéger les pansements iodoformés.

2. Gaze iodoformée
Coton hydrophile
Bande de mulle.

3. Gaze iodoformée
Tarlatane carbolique
Garniture d'ouate
Batiste de Billroth
Bande fixatrice.

4. Crayon d'iodoforme
Gaze phéniquée
Coton hydrophile
Bande fixatrice.

5. Gaze phéniquée
Coton hydrophile
Batiste de Billroth
Bande de mulle
Bande fixatrice

6. Gaze phéniquée
Tarlatane phéniquée
Garniture d'ouate
Batiste de Billroth
Bande de mulle
Bande fixatrice

BIBLIOGRAPHIE

Volkmann. — *Recueil de conférences cliniques,* 1875-1885.

Bergmann. E. — *Traitement des plaies par armes à feu de l'articulation du genou en campagne,* 1878. — *Règlement pour le service de santé de l'armée império-royale, avec additions.* IV., Th. 1879.

Tiroch. — *L'antisepsie en campagne,* 1880.

Strejeck. — *Sur le traitement des plaies,* 1880.

Neudœrfer. — *Le traitement chirurgical des blessures de guerre,* 1880.

Roth W. — *Annales des progrès accomplis dans le domaine du service de santé militaire,* 1880-1884.

de Lesser. — *Les secours chirurgicaux,* 1880.

» *Centralblatt für chirurgie,* 1880-1885.

Witthelshœfer. — *Gazette hebdomadaire médicale,* 1880-1885.

» *Berliner Klinische Wochenschrift,* 1880-1885.

de Langenbeck. — *Archives de chirurgie clinique,* 1881-1885.

» *Journal de médecine militaire allemande,* 1882.

de Nussbaum. — *Valeur et danger des antiseptiques,* 1882.

Bruns P. — *Chirurgie allemande,* 1882.

Fischer H. — *Chirurgie de guerre,* 1882.

Myrdacz. — *Histoire sanitaire et statistique de l'occupation de la Bosnie et de l'Herzégovine,* 1882.

Watson-Cheyne. — *Chirurgie antiseptique,* 1883.

Neuber. — *Traitement antiseptique des plaies et pansement rare,* 1883.

Fischer E. — *Manuel des pansements*, 1884.
Prof. Albert. — *Traité de chirurgie et de médecine opératoire*, 1884-1885.
Port. J. — *Taschenbuch der feldærztlichen Improvisationstechnik*, 1884.
de Hacker. — *Éléments du traitement antiseptique des plaies*, 1884.
Leisrink. — *Le pansement à la mousse de tourbe*, 1884.
Mencke. — *Secours chirurgicaux à ciel ouvert*, 1884.
Wigand. A. — *Origine et développement par fermentation des bactéries*, 1884.
Myrdacz. — *Histoire sanitaire de l'insurrection en Herzégovine, Bosnie méridionale et Dalmatie du Sud*, 1882-1885.
Neudœrfer. — *La chirurgie moderne*, 1885.
Esmarch. — *Manuel technique de chirurgie de guerre*, 1885.
Fürst Camille. — *L'antisepsie*, 1885.

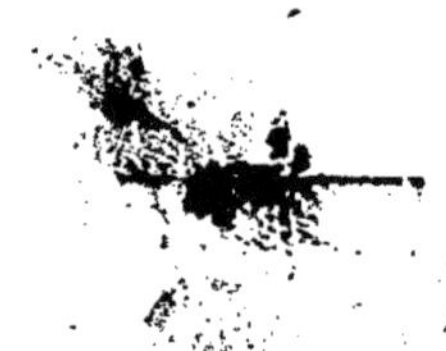

TABLE DES MATIÈRES

2e PARTIE

CHIRURGIE DE GUERRE

Imp. G. Saint-Aubin, 12, rue de Bar, Saint-Dizier, 30, passage Verdeau, Paris.

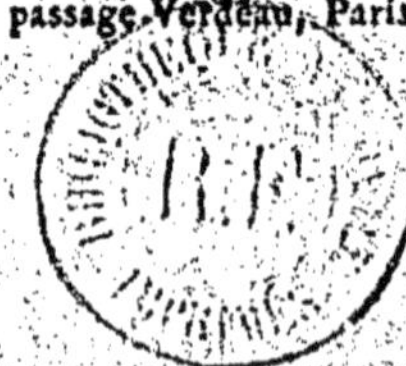

www.ingramcontent.com/pod-product-compliance
Ingram Content Group UK Ltd.
Pitfield, Milton Keynes, MK11 3LW, UK
UKHW020335230726
13925UKWH00002B/806